Migreeni lokikirja

AF353257

Tämä kirja kuuluu:

Jos voit selvittää, missä kipusi sijaitsee, se voi olla avain selvittämiseenmiksi sinulla on kipuja.Tämän päiväkirjan avulla voit seurata oireitasi ja löytää tehokasta apua tai päättää, tarvitsetko lääkärinhoitoa.

Migreeni lokikirja

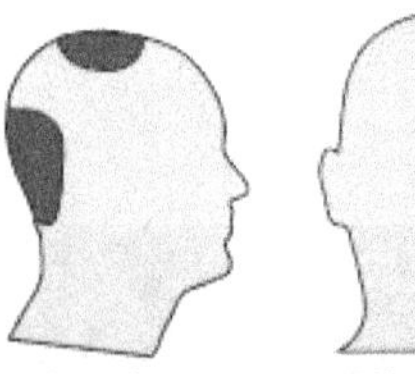 Kaula

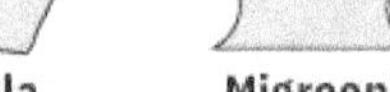 Migreeni

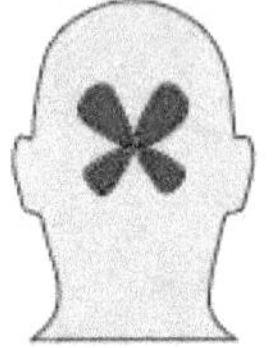 Poskiontelo

Jännitys

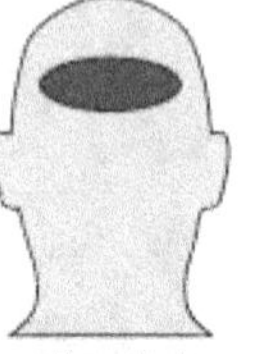 Klusteri

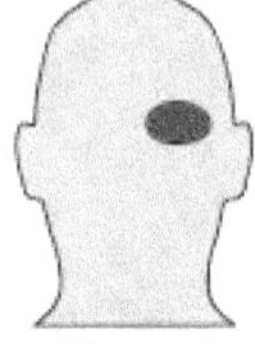 Leukanivelet

Päivämäärä: _______________ **Aika [ ]:** _______________ _______________

Kivun vakavuus

1	2	3	4	5	6	7	8	9	10

Liipaisimet

☐ Nälkä ☐ Unettomuus

☐ Kirkkaat valot ☐ Sairaus

☐ Kahvi ☐ Väsymys

☐ Stressi työssä ☐ Hajut / Tuoksut

☐ Stressi kotona ☐ Liike

☐ Väliin jääneet ateriat ☐ Silmien rasitus

☐ Ahdistus ☐ _______________

Avustustoimenpiteet

Lääkitys	
Vesi	
Nukkua	
Harjoitus	
Muut	
Muut	

Huomautukset:

Migreeni lokikirja

Migreeni lokikirja

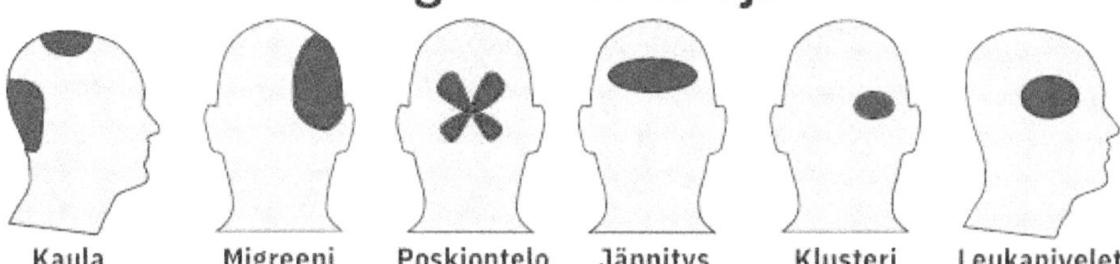

Päivämäärä: _____________ **Aika [ ]:** _____________

Kivun vakavuus

1	2	3	4	5	6	7	8	9	10

Liipaisimet

- ☐ Nälkä
- ☐ Kirkkaat valot
- ☐ Kahvi
- ☐ Stressi työssä
- ☐ Stressi kotona
- ☐ Väliin jääneet ateriat
- ☐ Ahdistus

- ☐ Unettomuus
- ☐ Sairaus
- ☐ Väsymys
- ☐ Hajut / Tuoksut
- ☐ Liike
- ☐ Silmien rasitus
- ☐ _____________

Avustustoimenpiteet

Lääkitys	
Vesi	
Nukkua	
Harjoitus	
Muut	
Muut	

Huomautukset:

Migreeni lokikirja

Migreeni lokikirja

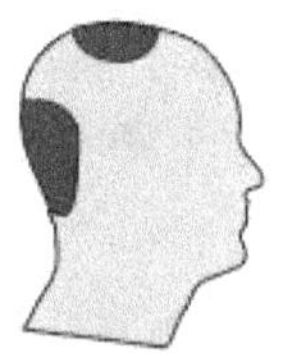
Kaula

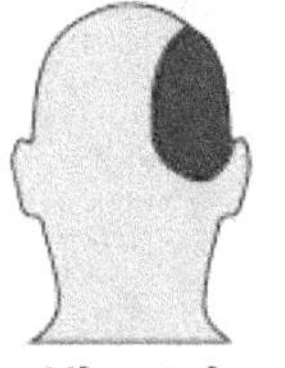
Migreeni

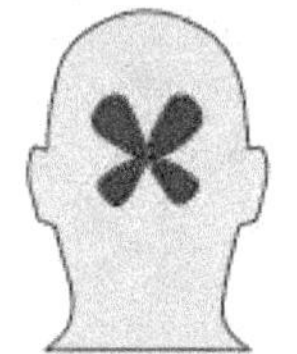
Poskiontelo

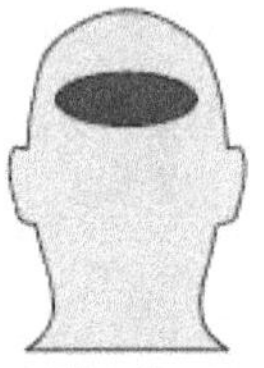
Jännitys

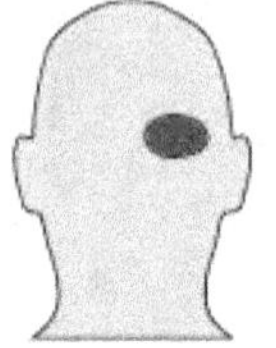
Klusteri

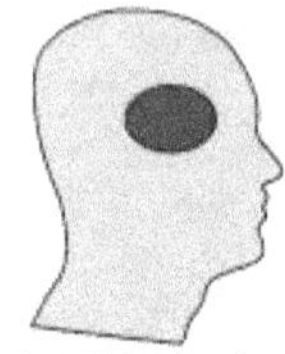
Leukanivelet

Päivämäärä: _______________   **Aika [ ]:** _______________

☐ ☐ ☐ ☐ ☐ ☐

Kivun vakavuus

1	2	3	4	5	6	7	8	9	10

Liipaisimet

☐ Nälkä	☐ Unettomuus
☐ Kirkkaat valot	☐ Sairaus
☐ Kahvi	☐ Väsymys
☐ Stressi työssä	☐ Hajut / Tuoksut
☐ Stressi kotona	☐ Liike
☐ Väliin jääneet ateriat	☐ Silmien rasitus
☐ Ahdistus	☐ _______________

Avustustoimenpiteet

Lääkitys	
Vesi	
Nukkua	
Harjoitus	
Muut	
Muut	

Huomautukset:

Migreeni lokikirja

Migreeni lokikirja

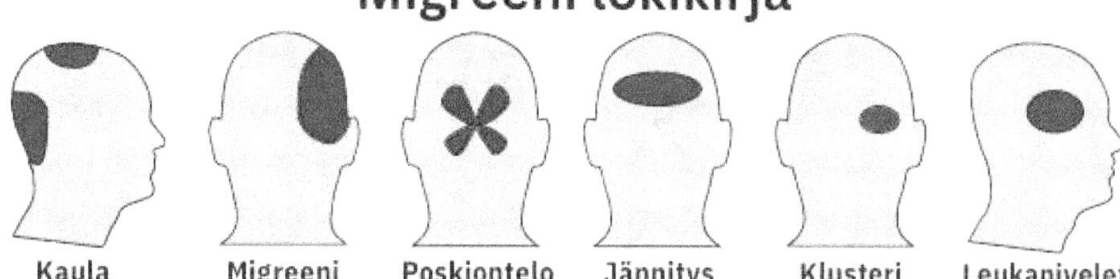

Päivämäärä: _______________   Aika [ ]: _______________

Kivun vakavuus

1	2	3	4	5	6	7	8	9	10

Liipaisimet

- ☐ Nälkä
- ☐ Kirkkaat valot
- ☐ Kahvi
- ☐ Stressi työssä
- ☐ Stressi kotona
- ☐ Väliin jääneet ateriat
- ☐ Ahdistus

- ☐ Unettomuus
- ☐ Sairaus
- ☐ Väsymys
- ☐ Hajut / Tuoksut
- ☐ Liike
- ☐ Silmien rasitus
- ☐ _______________

Avustustoimenpiteet

Lääkitys	
Vesi	
Nukkua	
Harjoitus	
Muut	
Muut	

Huomautukset:

Migreeni lokikirja

Migreeni lokikirja

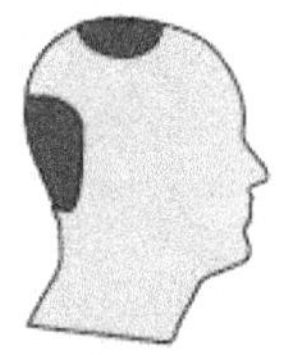 Kaula
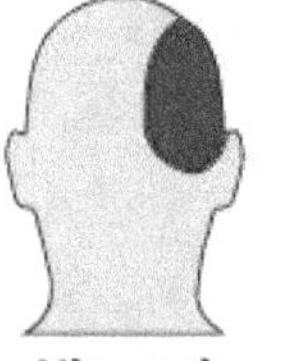 Migreeni
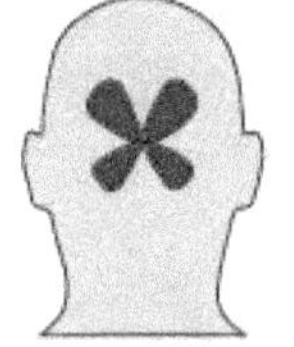 Poskiontelo
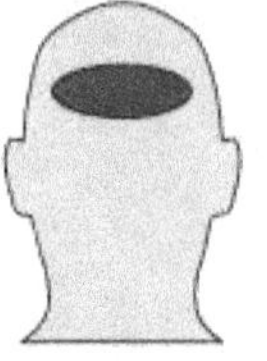 Jännitys
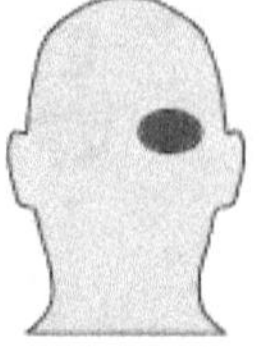 Klusteri
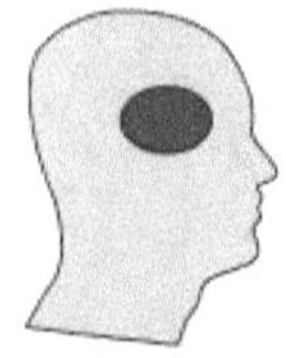 Leukanivelet

Päivämäärä: ___________________ **Aika [ ]:** ___________ ___________

☐ ☐ ☐ ☐ ☐ ☐

Kivun vakavuus

1	2	3	4	5	6	7	8	9	10

Liipaisimet

☐ Nälkä ☐ Unettomuus

☐ Kirkkaat valot ☐ Sairaus

☐ Kahvi ☐ Väsymys

☐ Stressi työssä ☐ Hajut / Tuoksut

☐ Stressi kotona ☐ Liike

☐ Väliin jääneet ateriat ☐ Silmien rasitus

☐ Ahdistus ☐ __________________

Avustustoimenpiteet

Lääkitys	
Vesi	
Nukkua	
Harjoitus	
Muut	
Muut	

Huomautukset:

Migreeni lokikirja

Migreeni lokikirja

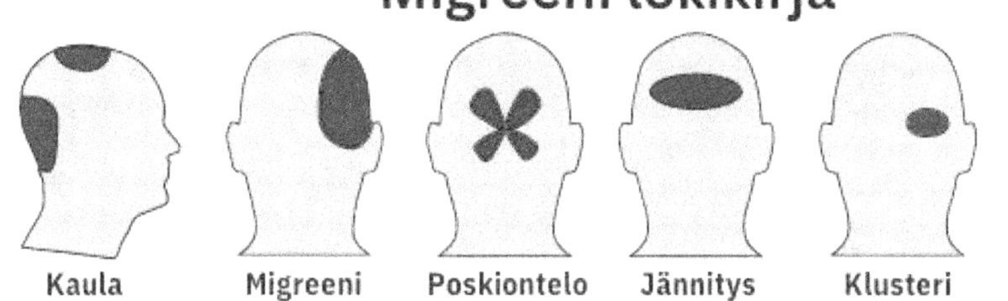

Päivämäärä: __________   **Aika [ ]:** __________

Kivun vakavuus

1	2	3	4	5	6	7	8	9	10

Liipaisimet

□ Nälkä	□ Unettomuus
□ Kirkkaat valot	□ Sairaus
□ Kahvi	□ Väsymys
□ Stressi työssä	□ Hajut / Tuoksut
□ Stressi kotona	□ Liike
□ Väliin jääneet ateriat	□ Silmien rasitus
□ Ahdistus	□ __________

Avustustoimenpiteet

Lääkitys	
Vesi	
Nukkua	
Harjoitus	
Muut	
Muut	

Huomautukset:

Migreeni lokikirja

Migreeni lokikirja

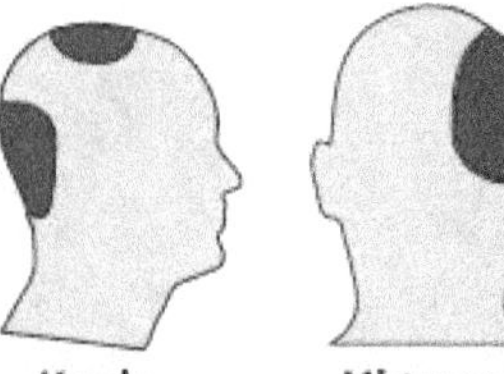

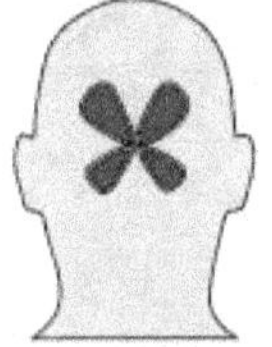
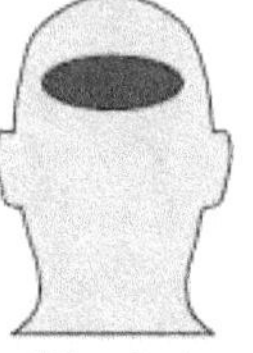
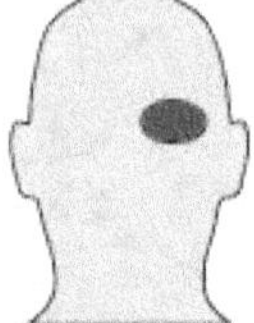
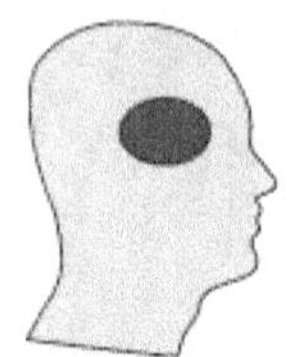

Päivämäärä: ___________________ **Aika [ ]:** ___________ ___________

Kivun vakavuus

1	2	3	4	5	6	7	8	9	10

Liipaisimet

☐ Nälkä	☐ Unettomuus
☐ Kirkkaat valot	☐ Sairaus
☐ Kahvi	☐ Väsymys
☐ Stressi työssä	☐ Hajut / Tuoksut
☐ Stressi kotona	☐ Liike
☐ Väliin jääneet ateriat	☐ Silmien rasitus
☐ Ahdistus	☐ ___________

Avustustoimenpiteet

Lääkitys	
Vesi	
Nukkua	
Harjoitus	
Muut	
Muut	

Huomautukset:

Migreeni lokikirja

Migreeni lokikirja

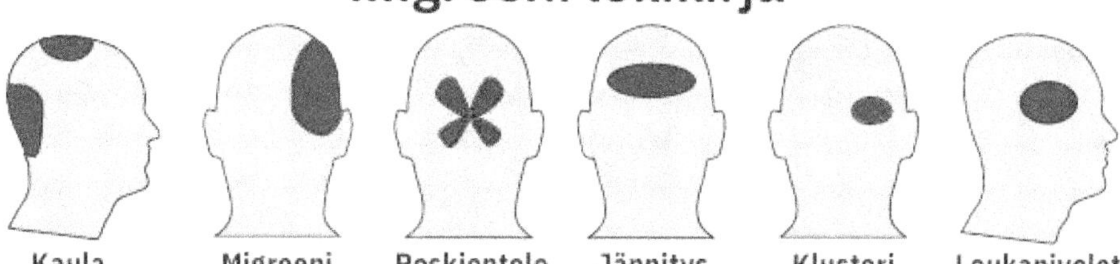

| Kaula | Migreeni | Poskiontelo | Jännitys | Klusteri | Leukanivelet |

Päivämäärä: ___________ **Aika [ ]:** ___________

Kivun vakavuus

1	2	3	4	5	6	7	8	9	10

Liipaisimet

- ☐ Nälkä
- ☐ Kirkkaat valot
- ☐ Kahvi
- ☐ Stressi työssä
- ☐ Stressi kotona
- ☐ Väliin jääneet ateriat
- ☐ Ahdistus

- ☐ Unettomuus
- ☐ Sairaus
- ☐ Väsymys
- ☐ Hajut / Tuoksut
- ☐ Liike
- ☐ Silmien rasitus
- ☐ ___________

Avustustoimenpiteet

Lääkitys	
Vesi	
Nukkua	
Harjoitus	
Muut	
Muut	

Huomautukset:

Migreeni lokikirja

Migreeni lokikirja

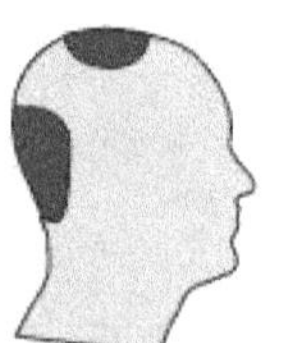
Kaula

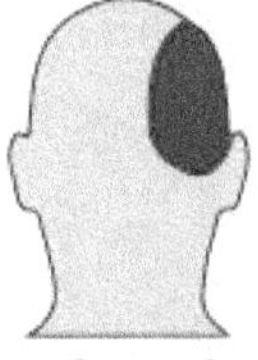
Migreeni

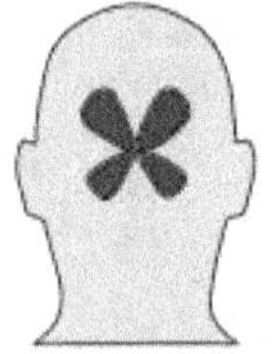
Poskiontelo

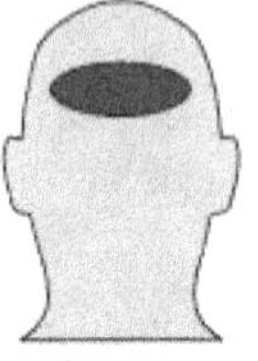
Jännitys

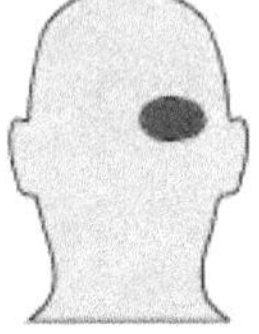
Klusteri

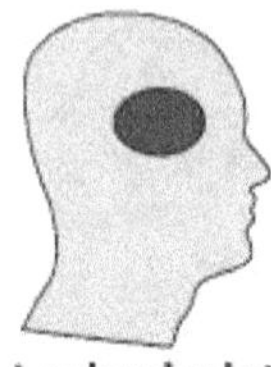
Leukanivelet

Päivämäärä: _______________ Aika [ ]: _______________

☐ ☐ ☐ ☐ ☐ ☐ 🌡 _______

Kivun vakavuus

1	2	3	4	5	6	7	8	9	10

Liipaisimet

☐ Nälkä	☐ Unettomuus
☐ Kirkkaat valot	☐ Sairaus
☐ Kahvi	☐ Väsymys
☐ Stressi työssä	☐ Hajut / Tuoksut
☐ Stressi kotona	☐ Liike
☐ Väliin jääneet ateriat	☐ Silmien rasitus
☐ Ahdistus	☐ _______________

Avustustoimenpiteet

Lääkitys	
Vesi	
Nukkua	
Harjoitus	
Muut	
Muut	

Huomautukset:

Migreeni lokikirja

Migreeni lokikirja

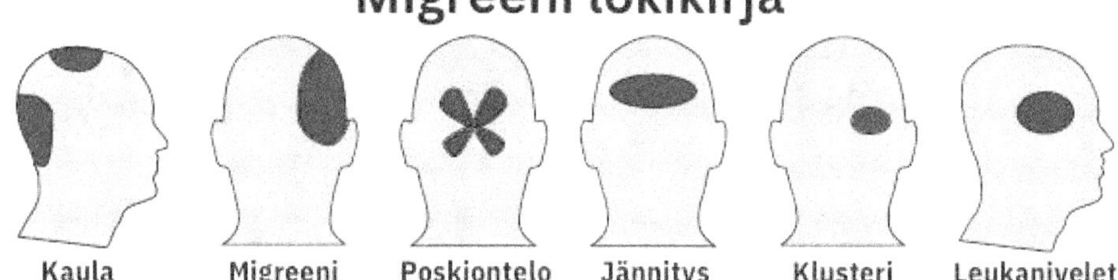

Päivämäärä: __________   **Aika [ ]:** __________

☐ ☐ ☐ ☐ ☐ ☐

Kivun vakavuus

1	2	3	4	5	6	7	8	9	10

Liipaisimet

☐ Nälkä   ☐ Unettomuus

☐ Kirkkaat valot   ☐ Sairaus

☐ Kahvi   ☐ Väsymys

☐ Stressi työssä   ☐ Hajut / Tuoksut

☐ Stressi kotona   ☐ Liike

☐ Väliin jääneet ateriat   ☐ Silmien rasitus

☐ Ahdistus   ☐ __________

Avustustoimenpiteet

Lääkitys	
Vesi	
Nukkua	
Harjoitus	
Muut	
Muut	

Huomautukset:

Migreeni lokikirja

Migreeni lokikirja

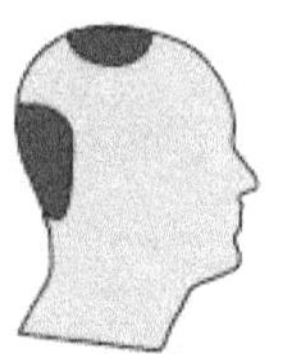 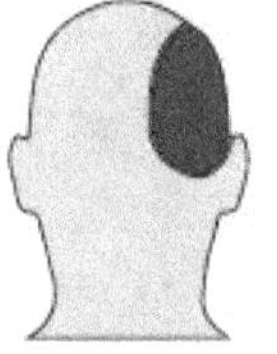 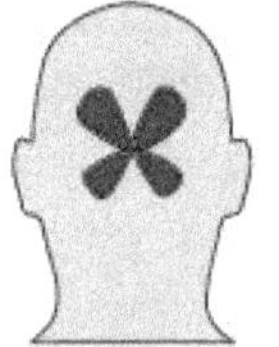 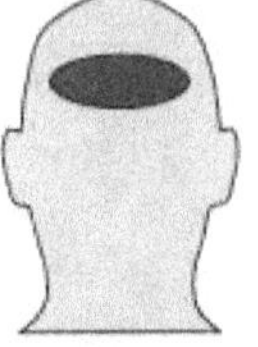 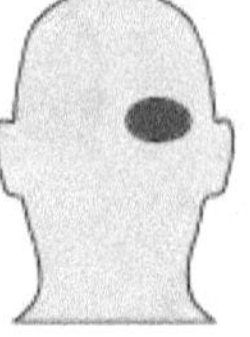 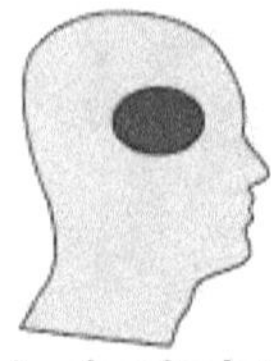

| Kaula | Migreeni | Poskiontelo | Jännitys | Klusteri | Leukanivelet |

Päivämäärä: ___________   **Aika [ ]:** ___________

☐   ☐   ☐   ☐   ☐   ☐   ___________

Kivun vakavuus

1	2	3	4	5	6	7	8	9	10

Liipaisimet

☐ Nälkä	☐ Unettomuus
☐ Kirkkaat valot	☐ Sairaus
☐ Kahvi	☐ Väsymys
☐ Stressi työssä	☐ Hajut / Tuoksut
☐ Stressi kotona	☐ Liike
☐ Väliin jääneet ateriat	☐ Silmien rasitus
☐ Ahdistus	☐ __________

Avustustoimenpiteet

Lääkitys	
Vesi	
Nukkua	
Harjoitus	
Muut	
Muut	

Huomautukset:

Migreeni lokikirja

Migreeni lokikirja

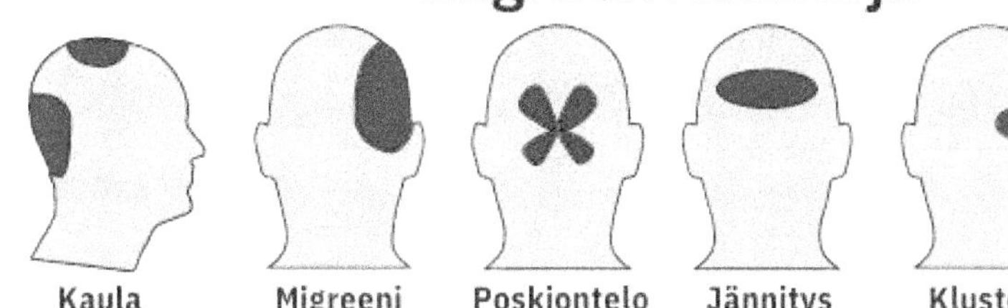
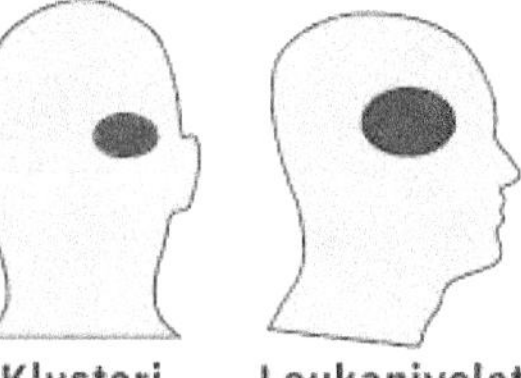

Päivämäärä: ___________________ **Aika [ ]:** ___________________

Kivun vakavuus

1	2	3	4	5	6	7	8	9	10

Liipaisimet

☐ Nälkä ☐ Unettomuus

☐ Kirkkaat valot ☐ Sairaus

☐ Kahvi ☐ Väsymys

☐ Stressi työssä ☐ Hajut / Tuoksut

☐ Stressi kotona ☐ Liike

☐ Väliin jääneet ateriat ☐ Silmien rasitus

☐ Ahdistus ☐ ___________________

Avustustoimenpiteet

Lääkitys	
Vesi	
Nukkua	
Harjoitus	
Muut	
Muut	

Huomautukset:

Migreeni lokikirja

Migreeni lokikirja

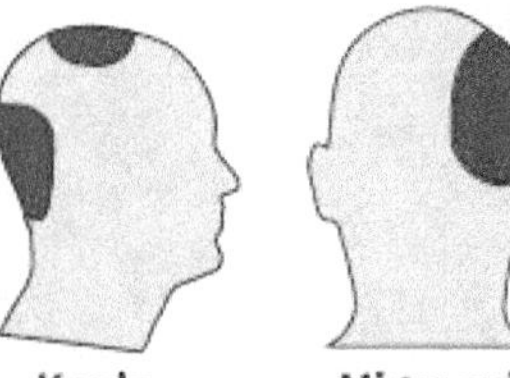 Kaula
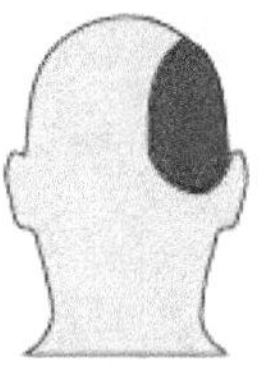 Migreeni
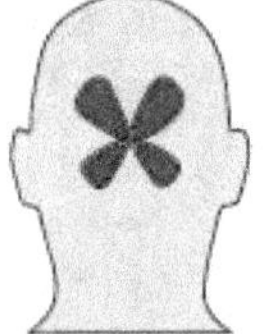 Poskiontelo
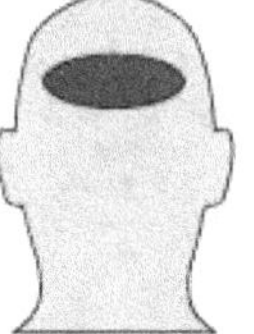 Jännitys
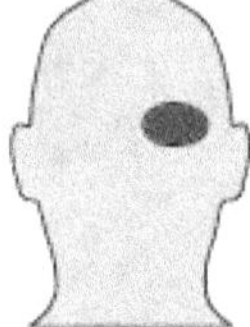 Klusteri
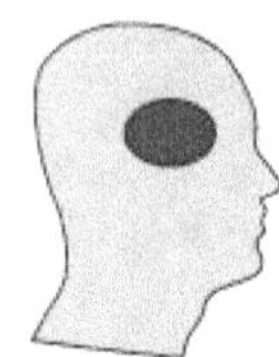 Leukanivelet

Päivämäärä: _____________ **Aika [ ]:** _____________

☐   ☐   ☐   ☐   ☐   ☐

Kivun vakavuus

1	2	3	4	5	6	7	8	9	10

Liipaisimet

☐ Nälkä	☐ Unettomuus
☐ Kirkkaat valot	☐ Sairaus
☐ Kahvi	☐ Väsymys
☐ Stressi työssä	☐ Hajut / Tuoksut
☐ Stressi kotona	☐ Liike
☐ Väliin jääneet ateriat	☐ Silmien rasitus
☐ Ahdistus	☐ _____________

Avustustoimenpiteet

Lääkitys	
Vesi	
Nukkua	
Harjoitus	
Muut	
Muut	

Huomautukset:

Migreeni lokikirja

Migreeni lokikirja

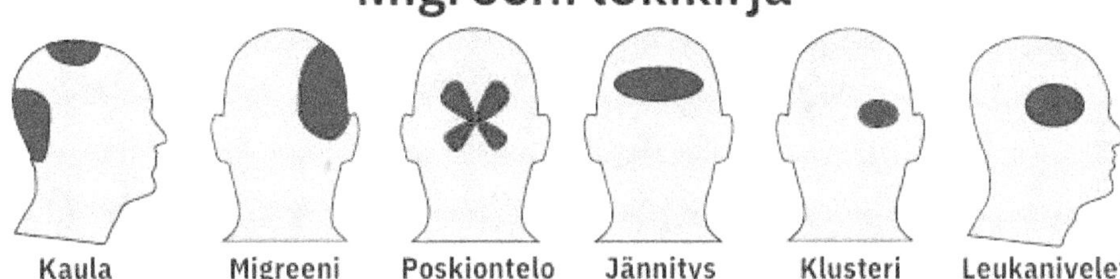

Päivämäärä: ___________   **Aika [ ]:** ___________

☐   ☐   ☐   ☐   ☐   ☐

Kivun vakavuus

1	2	3	4	5	6	7	8	9	10

Liipaisimet

☐ Nälkä		☐ Unettomuus
☐ Kirkkaat valot		☐ Sairaus
☐ Kahvi		☐ Väsymys
☐ Stressi työssä		☐ Hajut / Tuoksut
☐ Stressi kotona		☐ Liike
☐ Väliin jääneet ateriat		☐ Silmien rasitus
☐ Ahdistus		☐ _________

Avustustoimenpiteet

Lääkitys	
Vesi	
Nukkua	
Harjoitus	
Muut	
Muut	

Huomautukset:

Migreeni lokikirja

Migreeni lokikirja

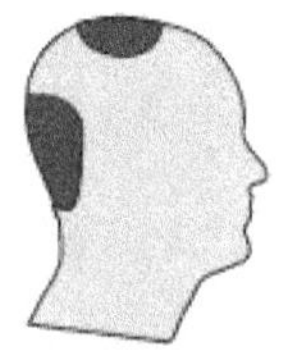

Kaula

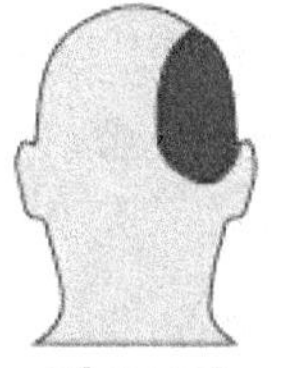

Migreeni

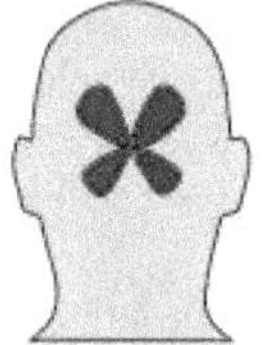

Poskiontelo

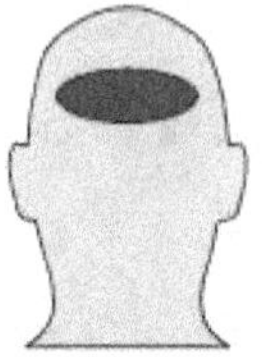

Jännitys

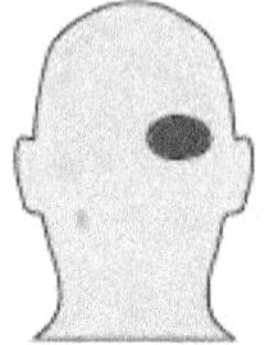

Klusteri

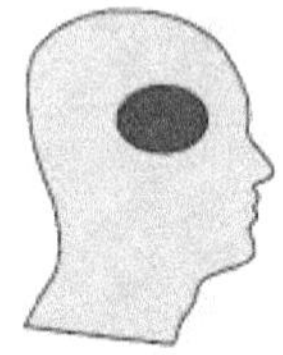

Leukanivelet

Päivämäärä: _______________   **Aika [ ]:** _______________

Kivun vakavuus

1	2	3	4	5	6	7	8	9	10

Liipaisimet

☐ Nälkä	☐ Unettomuus
☐ Kirkkaat valot	☐ Sairaus
☐ Kahvi	☐ Väsymys
☐ Stressi työssä	☐ Hajut / Tuoksut
☐ Stressi kotona	☐ Liike
☐ Väliin jääneet ateriat	☐ Silmien rasitus
☐ Ahdistus	☐ _______________

Avustustoimenpiteet

Lääkitys	
Vesi	
Nukkua	
Harjoitus	
Muut	
Muut	

Huomautukset:

Migreeni lokikirja

Migreeni lokikirja

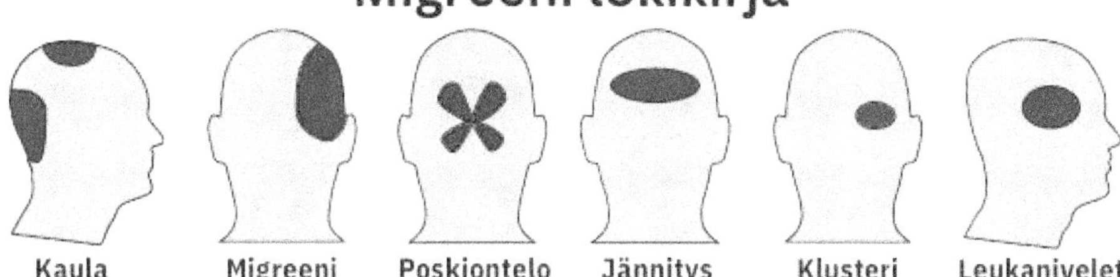

Päivämäärä: _______________   **Aika [ ]:** _______________

☐   ☐   ☐   ☐   ☐   ☐

Kivun vakavuus

1	2	3	4	5	6	7	8	9	10

Liipaisimet

☐ Nälkä	☐ Unettomuus
☐ Kirkkaat valot	☐ Sairaus
☐ Kahvi	☐ Väsymys
☐ Stressi työssä	☐ Hajut / Tuoksut
☐ Stressi kotona	☐ Liike
☐ Väliin jääneet ateriat	☐ Silmien rasitus
☐ Ahdistus	☐ _______________

Avustustoimenpiteet

Lääkitys	
Vesi	
Nukkua	
Harjoitus	
Muut	
Muut	

Huomautukset:

Migreeni lokikirja

Migreeni lokikirja

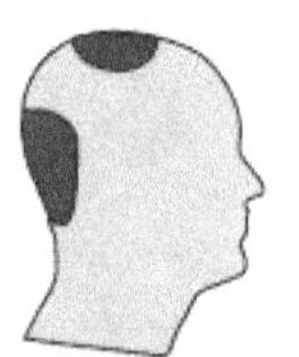
Kaula

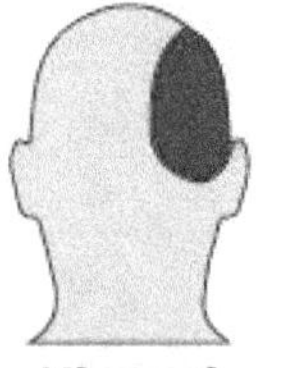
Migreeni

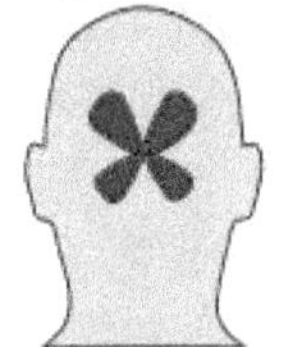
Poskiontelo

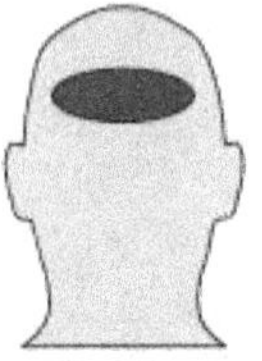
Jännitys

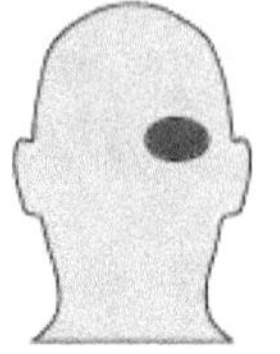
Klusteri

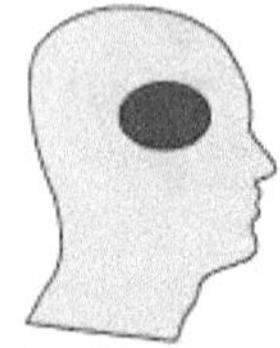
Leukanivelet

Päivämäärä: ______________   **Aika [ ]:** ______________ ______________

☀ ☐   ⛅ ☐   🌦 ☐   🌧 ☐   ☁ ☐   🌨 ☐   🌡 ______________

Kivun vakavuus

1	2	3	4	5	6	7	8	9	10

Liipaisimet

☐ Nälkä	☐ Unettomuus
☐ Kirkkaat valot	☐ Sairaus
☐ Kahvi	☐ Väsymys
☐ Stressi työssä	☐ Hajut / Tuoksut
☐ Stressi kotona	☐ Liike
☐ Väliin jääneet ateriat	☐ Silmien rasitus
☐ Ahdistus	☐ ______________

Avustustoimenpiteet

Lääkitys	
Vesi	
Nukkua	
Harjoitus	
Muut	
Muut	

Huomautukset:

Migreeni lokikirja

Migreeni lokikirja

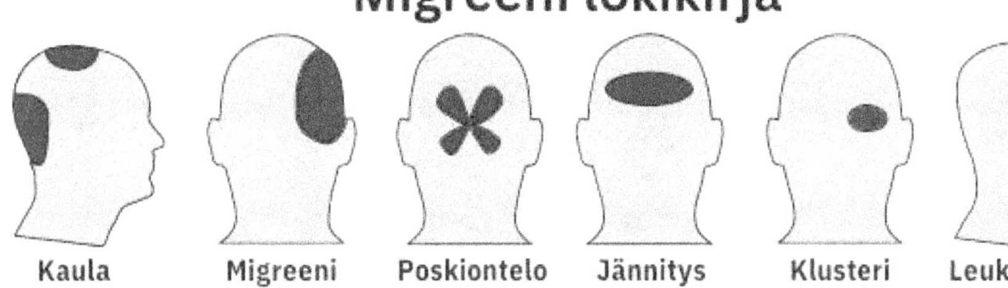

Päivämäärä: _______________   Aika [ ]: _______________

☐   ☐   ☐   ☐   ☐   ☐

Kivun vakavuus

1	2	3	4	5	6	7	8	9	10

Liipaisimet

☐ Nälkä ☐ Unettomuus

☐ Kirkkaat valot ☐ Sairaus

☐ Kahvi ☐ Väsymys

☐ Stressi työssä ☐ Hajut / Tuoksut

☐ Stressi kotona ☐ Liike

☐ Väliin jääneet ateriat ☐ Silmien rasitus

☐ Ahdistus ☐ _______________

Avustustoimenpiteet

Lääkitys	
Vesi	
Nukkua	
Harjoitus	
Muut	
Muut	

Huomautukset:

Migreeni lokikirja

Migreeni lokikirja

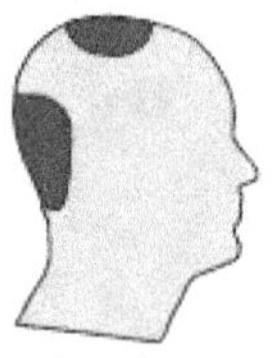 Kaula   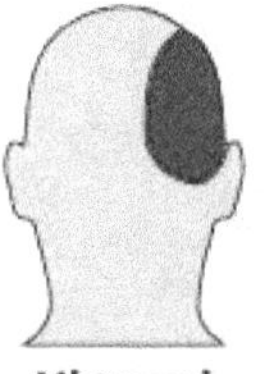 Migreeni   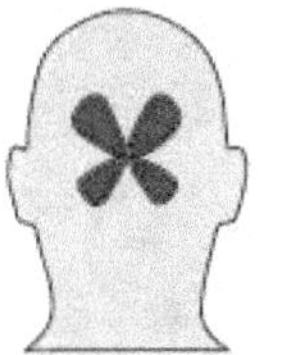 Poskiontelo   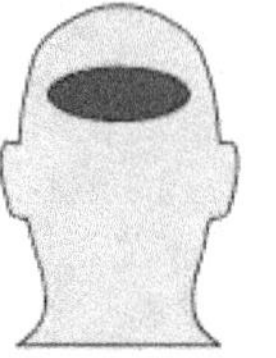 Jännitys   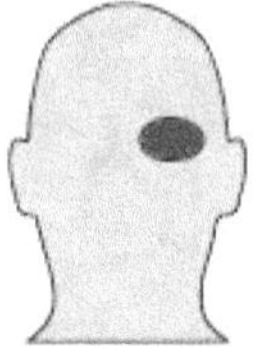 Klusteri   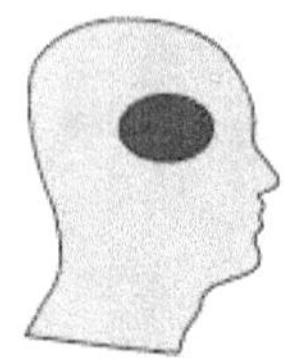 Leukanivelet

Päivämäärä: _______________ **Aika [ ]:** _______________

☼ ☐ ☁ ☐ ☀☁ ☐ 🌦 ☐ 🌧 ☐ 🌨 ☐ 🌡 _______________

Kivun vakavuus

1	2	3	4	5	6	7	8	9	10

Liipaisimet

☐ Nälkä	☐ Unettomuus
☐ Kirkkaat valot	☐ Sairaus
☐ Kahvi	☐ Väsymys
☐ Stressi työssä	☐ Hajut / Tuoksut
☐ Stressi kotona	☐ Liike
☐ Väliin jääneet ateriat	☐ Silmien rasitus
☐ Ahdistus	☐ _______________

Avustustoimenpiteet

Lääkitys	
Vesi	
Nukkua	
Harjoitus	
Muut	
Muut	

Huomautukset:

Migreeni lokikirja

Migreeni lokikirja

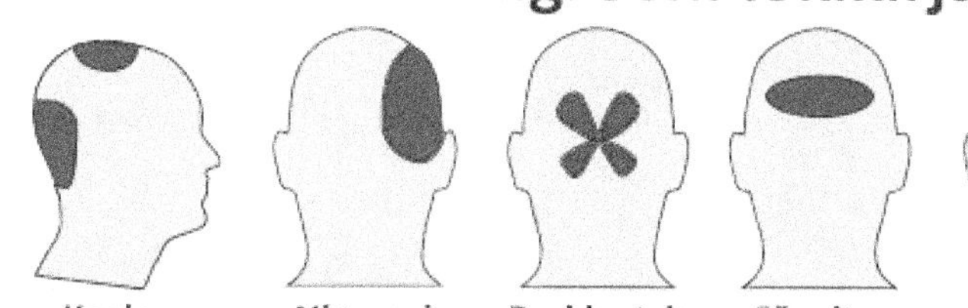

Päivämäärä: ______________   **Aika [ ]:** ______________

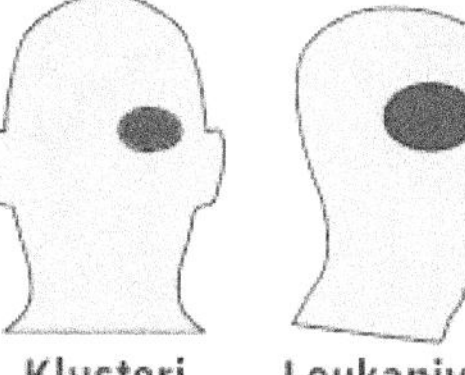

☐ ☐ ☐ ☐ ☐ ☐

Kivun vakavuus

1	2	3	4	5	6	7	8	9	10

Liipaisimet

☐ Nälkä	☐ Unettomuus
☐ Kirkkaat valot	☐ Sairaus
☐ Kahvi	☐ Väsymys
☐ Stressi työssä	☐ Hajut / Tuoksut
☐ Stressi kotona	☐ Liike
☐ Väliin jääneet ateriat	☐ Silmien rasitus
☐ Ahdistus	☐ ______________

Avustustoimenpiteet

Lääkitys	
Vesi	
Nukkua	
Harjoitus	
Muut	
Muut	

Huomautukset:

Migreeni lokikirja

Migreeni lokikirja

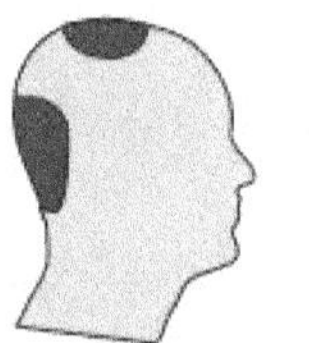

Kaula

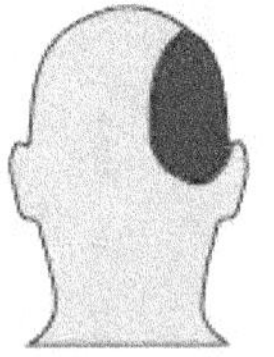

Migreeni

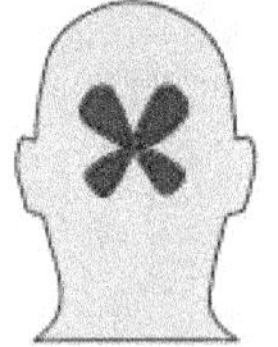

Poskiontelo

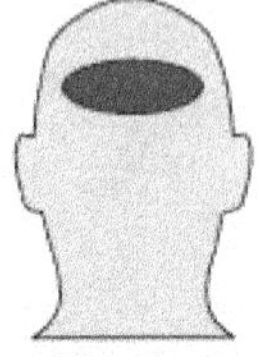

Jännitys

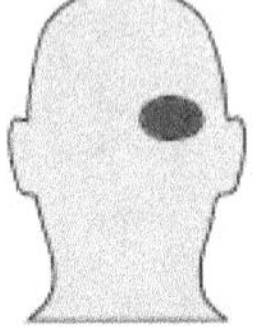

Klusteri

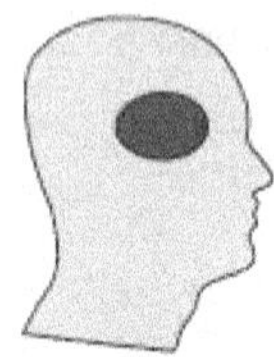

Leukanivelet

Päivämäärä: ______________ **Aika [ ]:** ______________

☐ ☐ ☐ ☐ ☐ ☐

Kivun vakavuus

1	2	3	4	5	6	7	8	9	10

Liipaisimet

☐ Nälkä   ☐ Unettomuus

☐ Kirkkaat valot   ☐ Sairaus

☐ Kahvi   ☐ Väsymys

☐ Stressi työssä   ☐ Hajut / Tuoksut

☐ Stressi kotona   ☐ Liike

☐ Väliin jääneet ateriat   ☐ Silmien rasitus

☐ Ahdistus   ☐ ______________

Avustustoimenpiteet

Lääkitys	
Vesi	
Nukkua	
Harjoitus	
Muut	
Muut	

Huomautukset:

Migreeni lokikirja

Migreeni lokikirja

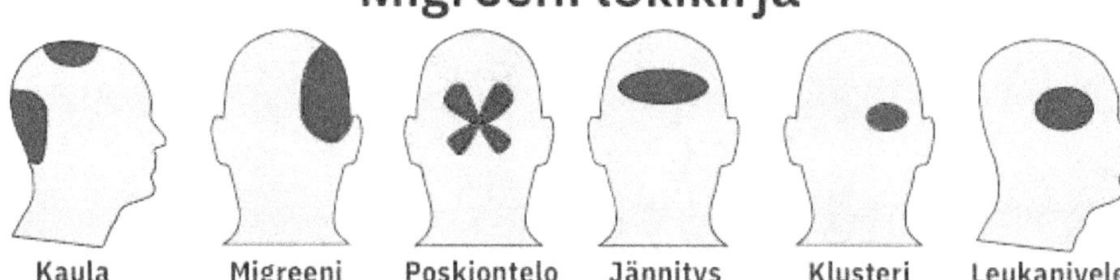

Päivämäärä: ___________   **Aika [ ]:** ___________

☐ ☐ ☐ ☐ ☐ ☐

Kivun vakavuus

1	2	3	4	5	6	7	8	9	10

Liipaisimet

☐ Nälkä   ☐ Unettomuus

☐ Kirkkaat valot   ☐ Sairaus

☐ Kahvi   ☐ Väsymys

☐ Stressi työssä   ☐ Hajut / Tuoksut

☐ Stressi kotona   ☐ Liike

☐ Väliin jääneet ateriat   ☐ Silmien rasitus

☐ Ahdistus   ☐ __________

Avustustoimenpiteet

Lääkitys	
Vesi	
Nukkua	
Harjoitus	
Muut	
Muut	

Huomautukset:

Migreeni lokikirja
Migreeni lokikirja

Migreeni lokikirja

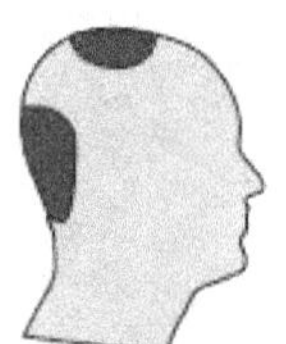 Kaula
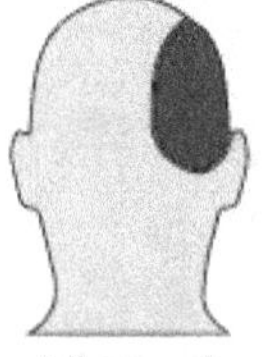 Migreeni
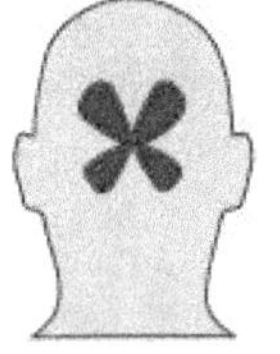 Poskiontelo
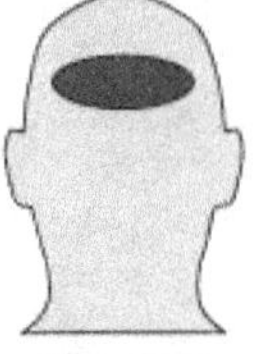 Jännitys
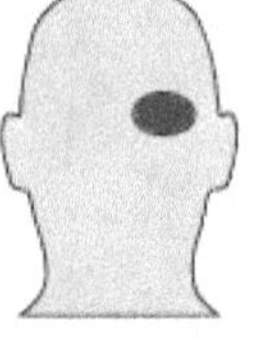 Klusteri
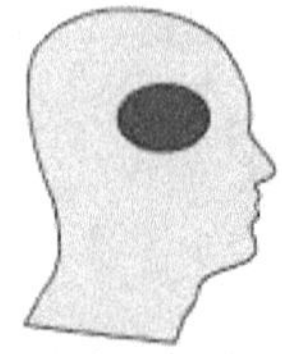 Leukanivelet

Päivämäärä: _______________ **Aika [ ]:** _______________

☐ ☐ ☐ ☐ ☐ ☐

Kivun vakavuus

1	2	3	4	5	6	7	8	9	10

Liipaisimet

☐ Nälkä	☐ Unettomuus
☐ Kirkkaat valot	☐ Sairaus
☐ Kahvi	☐ Väsymys
☐ Stressi työssä	☐ Hajut / Tuoksut
☐ Stressi kotona	☐ Liike
☐ Väliin jääneet ateriat	☐ Silmien rasitus
☐ Ahdistus	☐ _____________

Avustustoimenpiteet

Lääkitys	
Vesi	
Nukkua	
Harjoitus	
Muut	
Muut	

Huomautukset:

Migreeni lokikirja

Migreeni lokikirja

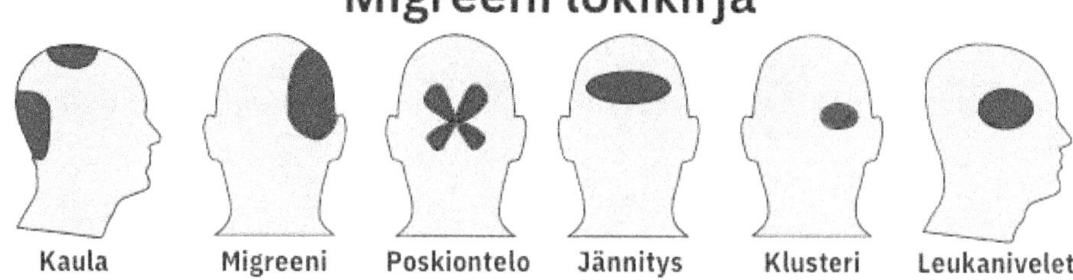

Päivämäärä: _____________________ Aika [ ]: _____________________

Kivun vakavuus

1	2	3	4	5	6	7	8	9	10

Liipaisimet

- ☐ Nälkä
- ☐ Kirkkaat valot
- ☐ Kahvi
- ☐ Stressi työssä
- ☐ Stressi kotona
- ☐ Väliin jääneet ateriat
- ☐ Ahdistus

- ☐ Unettomuus
- ☐ Sairaus
- ☐ Väsymys
- ☐ Hajut / Tuoksut
- ☐ Liike
- ☐ Silmien rasitus
- ☐ _____________

Avustustoimenpiteet

Lääkitys	
Vesi	
Nukkua	
Harjoitus	
Muut	
Muut	

Huomautukset:

Migreeni lokikirja

Migreeni lokikirja

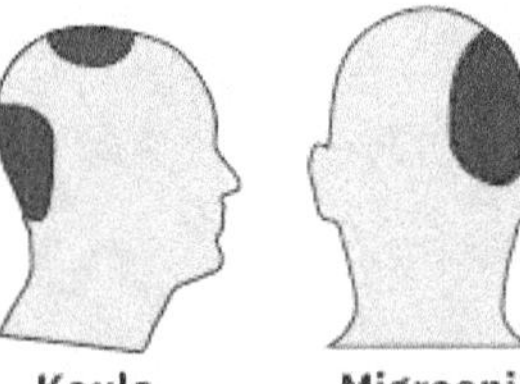
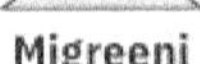

| Kaula | Migreeni | Poskiontelo | Jännitys | Klusteri | Leukanivelet |

Päivämäärä: _____________   **Aika [ ]:** _____________ _____________

☐ ☐ ☐ ☐ ☐ ☐

Kivun vakavuus

1	2	3	4	5	6	7	8	9	10

Liipaisimet

☐ Nälkä		☐ Unettomuus
☐ Kirkkaat valot		☐ Sairaus
☐ Kahvi		☐ Väsymys
☐ Stressi työssä		☐ Hajut / Tuoksut
☐ Stressi kotona		☐ Liike
☐ Väliin jääneet ateriat		☐ Silmien rasitus
☐ Ahdistus		☐ _____________

Avustustoimenpiteet

Lääkitys	
Vesi	
Nukkua	
Harjoitus	
Muut	
Muut	

Huomautukset:

Migreeni lokikirja

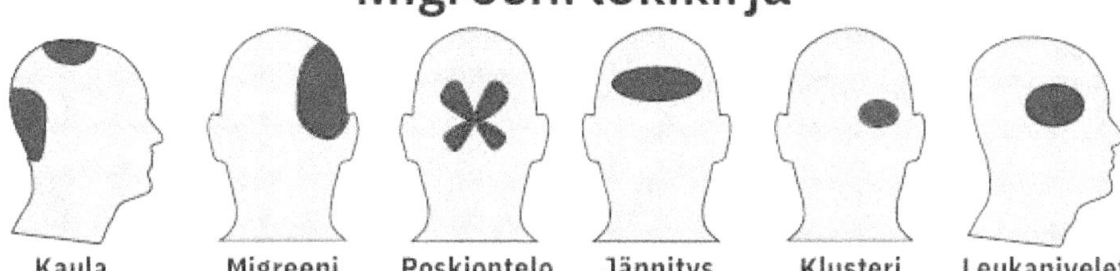

Päivämäärä: _____________   **Aika [ ]:** _____________

Kivun vakavuus

1	2	3	4	5	6	7	8	9	10

Liipaisimet

- ☐ Nälkä
- ☐ Kirkkaat valot
- ☐ Kahvi
- ☐ Stressi työssä
- ☐ Stressi kotona
- ☐ Väliin jääneet ateriat
- ☐ Ahdistus

- ☐ Unettomuus
- ☐ Sairaus
- ☐ Väsymys
- ☐ Hajut / Tuoksut
- ☐ Liike
- ☐ Silmien rasitus
- ☐ _____________

Avustustoimenpiteet

Lääkitys	
Vesi	
Nukkua	
Harjoitus	
Muut	
Muut	

Huomautukset:

Migreeni lokikirja

Migreeni lokikirja

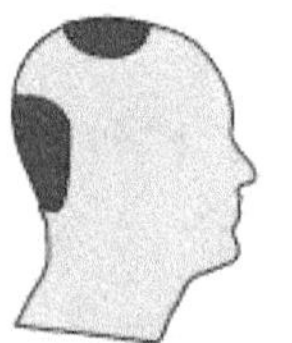 Kaula

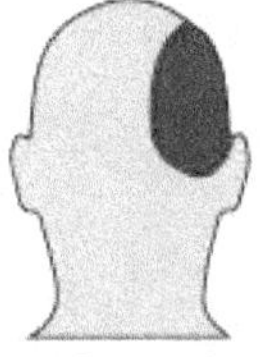 Migreeni

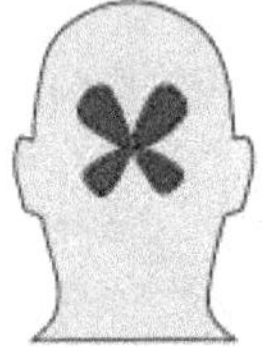 Poskiontelo

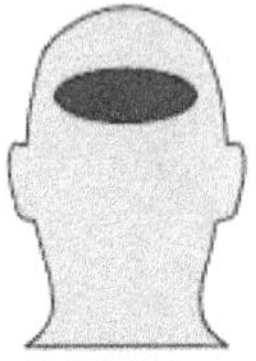 Jännitys

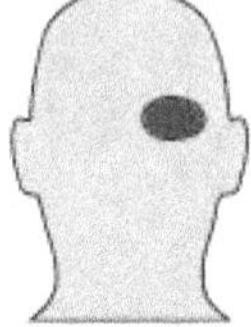 Klusteri

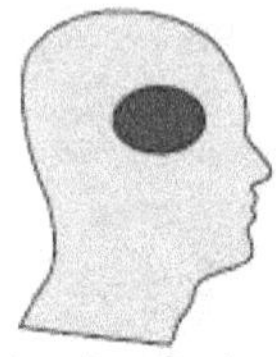 Leukanivelet

Päivämäärä: _______________   **Aika [ ]:** _______________

☐   ☐   ☐   ☐   ☐   ☐   🌡 _______

Kivun vakavuus

1	2	3	4	5	6	7	8	9	10

Liipaisimet

☐ Nälkä	☐ Unettomuus
☐ Kirkkaat valot	☐ Sairaus
☐ Kahvi	☐ Väsymys
☐ Stressi työssä	☐ Hajut / Tuoksut
☐ Stressi kotona	☐ Liike
☐ Väliin jääneet ateriat	☐ Silmien rasitus
☐ Ahdistus	☐ _______________

Avustustoimenpiteet

Lääkitys	
Vesi	
Nukkua	
Harjoitus	
Muut	
Muut	

Huomautukset:

Migreeni lokikirja

Migreeni lokikirja

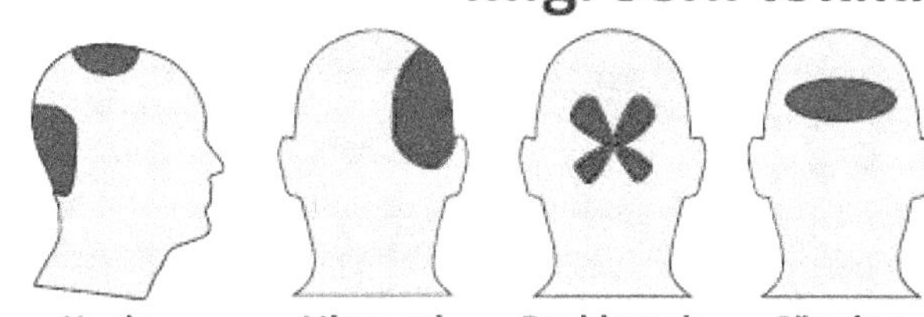

| Kaula | Migreeni | Poskiontelo | Jännitys | Klusteri | Leukanivelet |

Päivämäärä: _______________ **Aika [ ]:** _______________

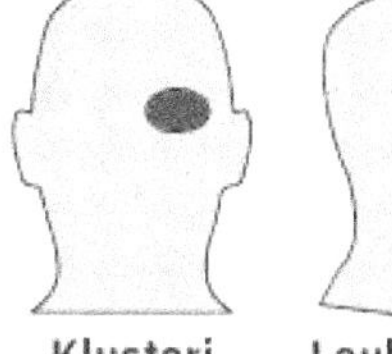

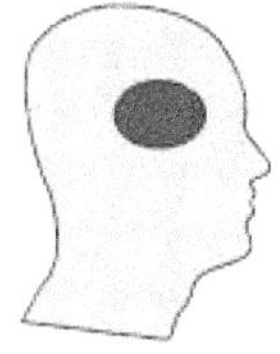

☐ ☐ ☐ ☐ ☐ ☐

Kivun vakavuus

1	2	3	4	5	6	7	8	9	10

Liipaisimet

☐ Nälkä   ☐ Unettomuus

☐ Kirkkaat valot   ☐ Sairaus

☐ Kahvi   ☐ Väsymys

☐ Stressi työssä   ☐ Hajut / Tuoksut

☐ Stressi kotona   ☐ Liike

☐ Väliin jääneet ateriat   ☐ Silmien rasitus

☐ Ahdistus   ☐ _______________

Avustustoimenpiteet

Lääkitys	
Vesi	
Nukkua	
Harjoitus	
Muut	
Muut	

Huomautukset:

Migreeni lokikirja

Migreeni lokikirja

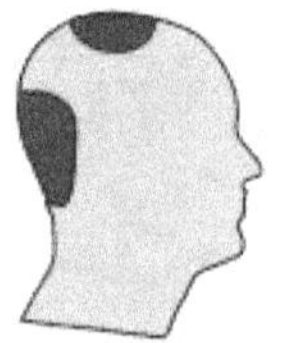 Kaula
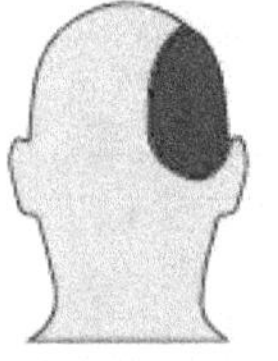 Migreeni
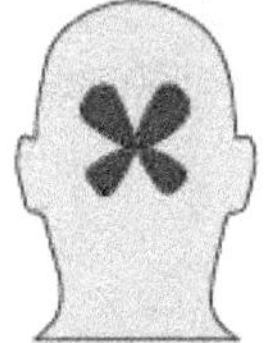 Poskiontelo
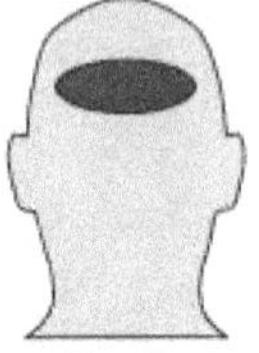 Jännitys
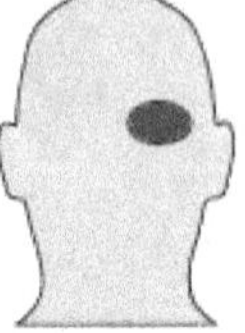 Klusteri
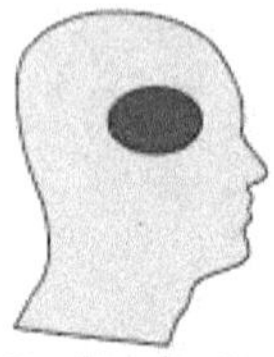 Leukanivelet

Päivämäärä: _____________ **Aika [ ]:** _________ _________

☐ ☐ ☐ ☐ ☐ ☐

Kivun vakavuus

1	2	3	4	5	6	7	8	9	10

Liipaisimet

☐ Nälkä	☐ Unettomuus
☐ Kirkkaat valot	☐ Sairaus
☐ Kahvi	☐ Väsymys
☐ Stressi työssä	☐ Hajut / Tuoksut
☐ Stressi kotona	☐ Liike
☐ Väliin jääneet ateriat	☐ Silmien rasitus
☐ Ahdistus	☐ _____________

Avustustoimenpiteet

Lääkitys	
Vesi	
Nukkua	
Harjoitus	
Muut	
Muut	

Huomautukset:

Migreeni lokikirja

Migreeni lokikirja

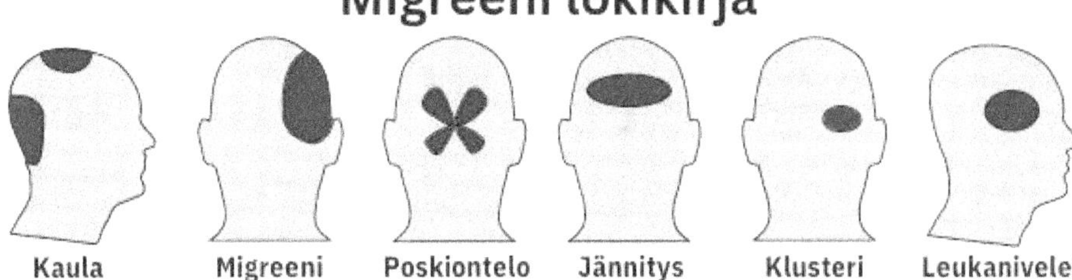

Päivämäärä: _______________   Aika [ ]: _______________

☐ ☐ ☐ ☐ ☐ ☐

Kivun vakavuus

1	2	3	4	5	6	7	8	9	10

Liipaisimet

☐ Nälkä	☐ Unettomuus
☐ Kirkkaat valot	☐ Sairaus
☐ Kahvi	☐ Väsymys
☐ Stressi työssä	☐ Hajut / Tuoksut
☐ Stressi kotona	☐ Liike
☐ Väliin jääneet ateriat	☐ Silmien rasitus
☐ Ahdistus	☐ _______________

Avustustoimenpiteet

Lääkitys	
Vesi	
Nukkua	
Harjoitus	
Muut	
Muut	

Huomautukset:

Migreeni lokikirja

Migreeni lokikirja

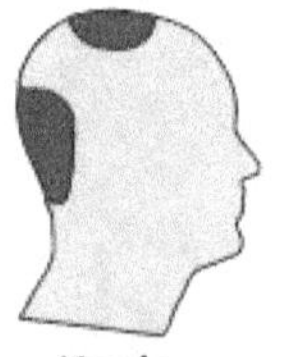 Kaula
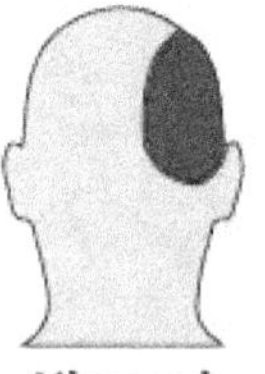 Migreeni
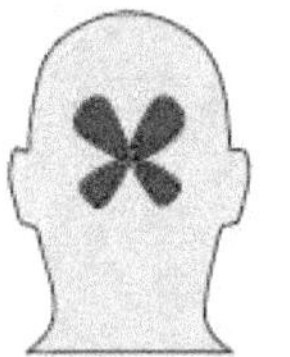 Poskiontelo
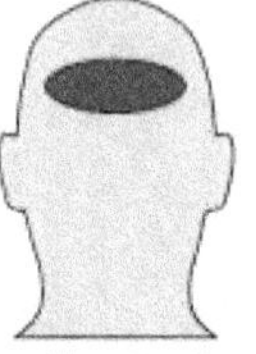 Jännitys
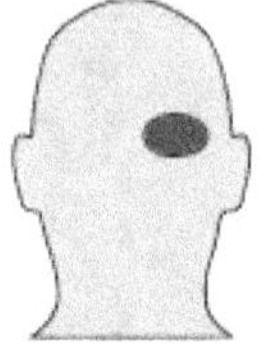 Klusteri
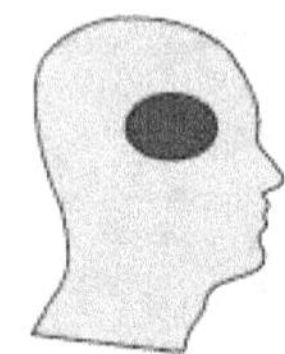 Leukanivelet

Päivämäärä: _______________   **Aika [ ]:** _______________

☐ ☐ ☐ ☐ ☐ ☐ |

Kivun vakavuus

1	2	3	4	5	6	7	8	9	10

Liipaisimet

☐ Nälkä	☐ Unettomuus
☐ Kirkkaat valot	☐ Sairaus
☐ Kahvi	☐ Väsymys
☐ Stressi työssä	☐ Hajut / Tuoksut
☐ Stressi kotona	☐ Liike
☐ Väliin jääneet ateriat	☐ Silmien rasitus
☐ Ahdistus	☐ _____________

Avustustoimenpiteet

Lääkitys	
Vesi	
Nukkua	
Harjoitus	
Muut	
Muut	

Huomautukset:

Migreeni lokikirja

Migreeni lokikirja

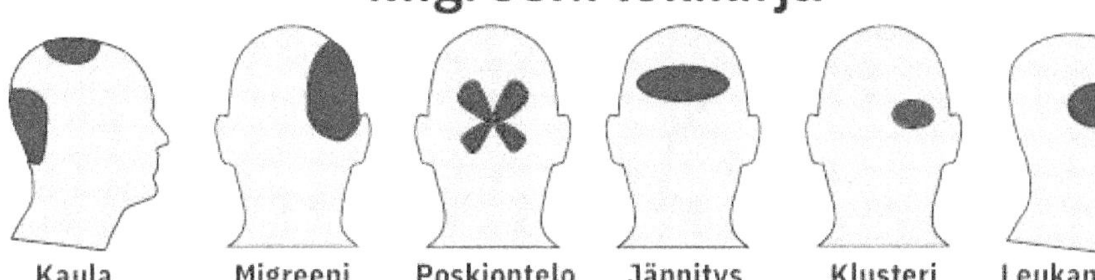

Päivämäärä: ___________ **Aika [ ]:** ___________

Kivun vakavuus

1	2	3	4	5	6	7	8	9	10

Liipaisimet

- ☐ Nälkä
- ☐ Kirkkaat valot
- ☐ Kahvi
- ☐ Stressi työssä
- ☐ Stressi kotona
- ☐ Väliin jääneet ateriat
- ☐ Ahdistus
- ☐ Unettomuus
- ☐ Sairaus
- ☐ Väsymys
- ☐ Hajut / Tuoksut
- ☐ Liike
- ☐ Silmien rasitus
- ☐ ___________

Avustustoimenpiteet

Lääkitys	
Vesi	
Nukkua	
Harjoitus	
Muut	
Muut	

Huomautukset:

Migreeni lokikirja

Migreeni lokikirja

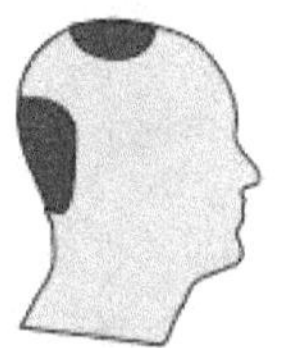 Kaula
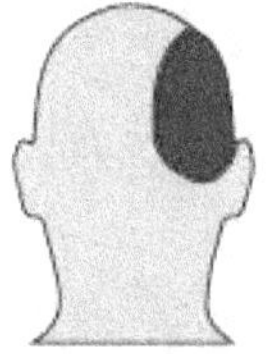 Migreeni
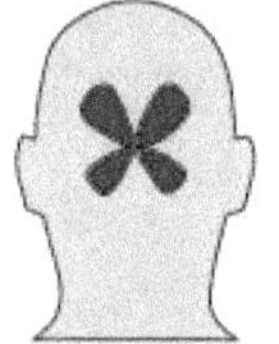 Poskiontelo
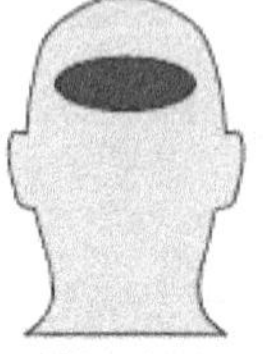 Jännitys
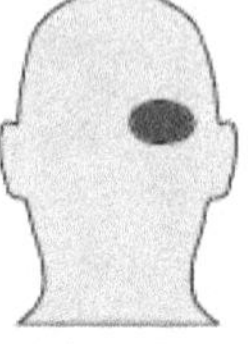 Klusteri
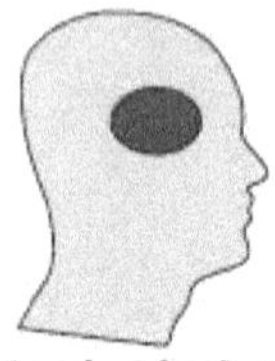 Leukanivelet

Päivämäärä: _______________ **Aika [ ]:** _______________

☐ ☐ ☐ ☐ ☐ ☐ 🌡 _______

Kivun vakavuus

1	2	3	4	5	6	7	8	9	10

Liipaisimet

☐ Nälkä	☐ Unettomuus
☐ Kirkkaat valot	☐ Sairaus
☐ Kahvi	☐ Väsymys
☐ Stressi työssä	☐ Hajut / Tuoksut
☐ Stressi kotona	☐ Liike
☐ Väliin jääneet ateriat	☐ Silmien rasitus
☐ Ahdistus	☐ _______________

Avustustoimenpiteet

Lääkitys	
Vesi	
Nukkua	
Harjoitus	
Muut	
Muut	

Huomautukset:

Migreeni lokikirja

Migreeni lokikirja

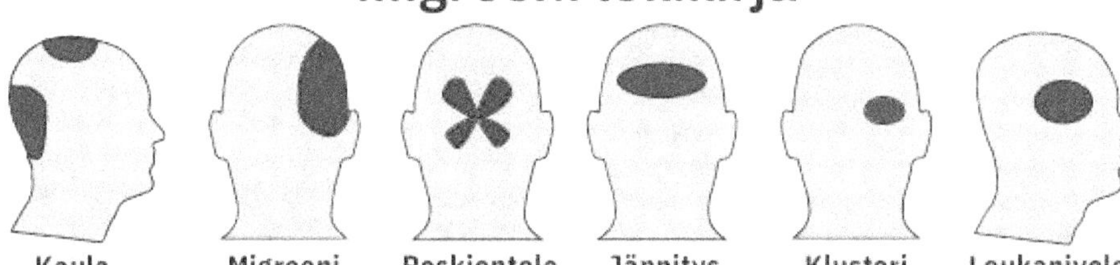

Päivämäärä: ___________   Aika [ ]: ___________

Kivun vakavuus

1	2	3	4	5	6	7	8	9	10

Liipaisimet

☐ Nälkä	☐ Unettomuus
☐ Kirkkaat valot	☐ Sairaus
☐ Kahvi	☐ Väsymys
☐ Stressi työssä	☐ Hajut / Tuoksut
☐ Stressi kotona	☐ Liike
☐ Väliin jääneet ateriat	☐ Silmien rasitus
☐ Ahdistus	☐ ___________

Avustustoimenpiteet

Lääkitys	
Vesi	
Nukkua	
Harjoitus	
Muut	
Muut	

Huomautukset:

Migreeni lokikirja

Migreeni lokikirja

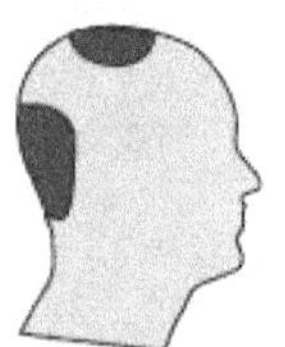 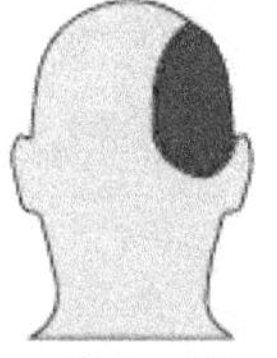 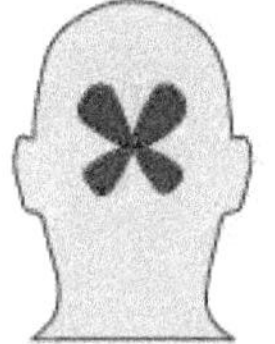 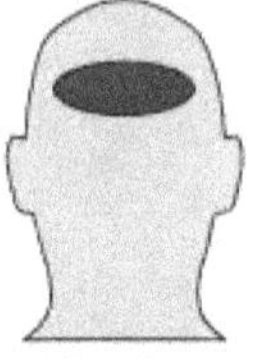 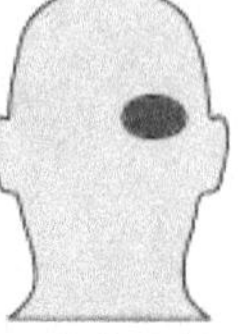 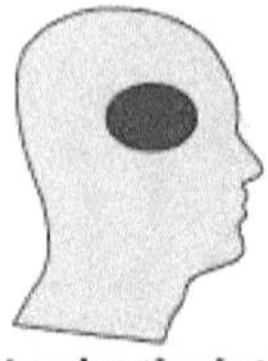

| Kaula | Migreeni | Poskiontelo | Jännitys | Klusteri | Leukanivelet |

Päivämäärä: _____________   **Aika [ ]:** _____________ _____________

☐ ☐ ☐ ☐ ☐ ☐

Kivun vakavuus

1	2	3	4	5	6	7	8	9	10

Liipaisimet

☐ Nälkä	☐ Unettomuus
☐ Kirkkaat valot	☐ Sairaus
☐ Kahvi	☐ Väsymys
☐ Stressi työssä	☐ Hajut / Tuoksut
☐ Stressi kotona	☐ Liike
☐ Väliin jääneet ateriat	☐ Silmien rasitus
☐ Ahdistus	☐ _____________

Avustustoimenpiteet

Lääkitys	
Vesi	
Nukkua	
Harjoitus	
Muut	
Muut	

Huomautukset:

Migreeni lokikirja

Migreeni lokikirja

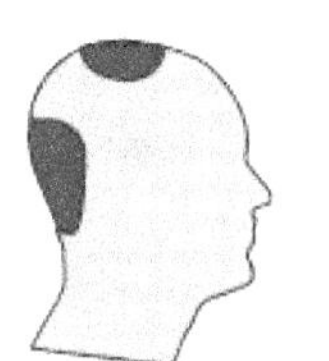 Kaula
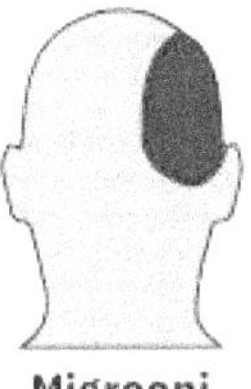 Migreeni
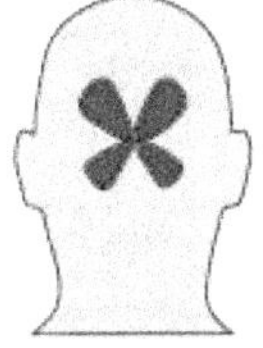 Poskiontelo
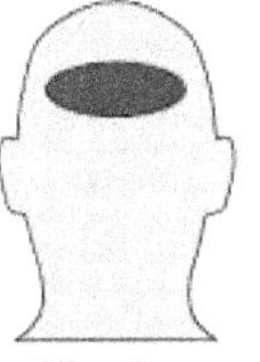 Jännitys
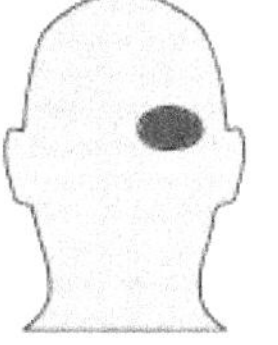 Klusteri
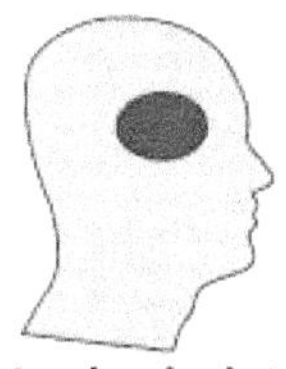 Leukanivelet

Päivämäärä: _______________ **Aika [ ]:** _______________

☀ ☐ ⛅ ☐ 🌤 ☐ 🌦 ☐ 🌧 ☐ 🌨 ☐ 🌡

Kivun vakavuus

1	2	3	4	5	6	7	8	9	10

Liipaisimet

☐ Nälkä	☐ Unettomuus
☐ Kirkkaat valot	☐ Sairaus
☐ Kahvi	☐ Väsymys
☐ Stressi työssä	☐ Hajut / Tuoksut
☐ Stressi kotona	☐ Liike
☐ Väliin jääneet ateriat	☐ Silmien rasitus
☐ Ahdistus	☐ _______________

Avustustoimenpiteet

Lääkitys	
Vesi	
Nukkua	
Harjoitus	
Muut	
Muut	

Huomautukset:

Migreeni lokikirja

Migreeni lokikirja

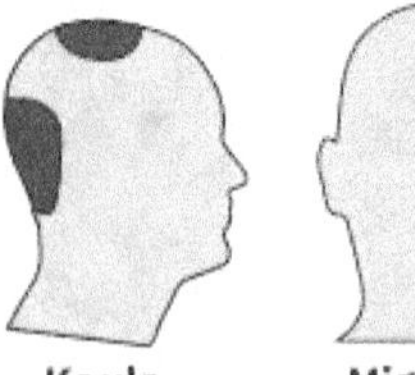 Kaula

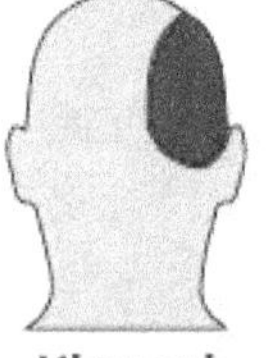 Migreeni

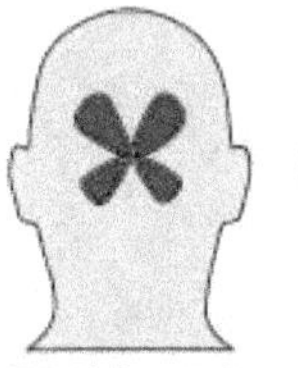 Poskiontelo

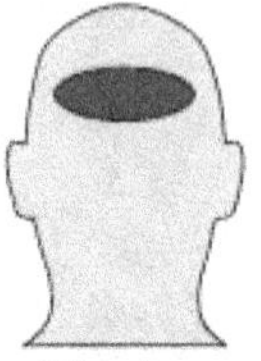 Jännitys

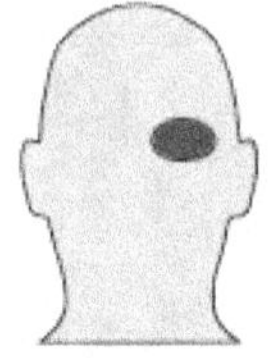 Klusteri

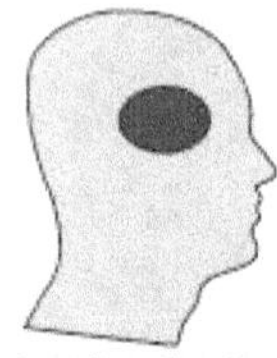 Leukanivelet

Päivämäärä: _______________   Aika [ ]: _______________

☐   ☐   ☐   ☐   ☐   ☐   _______________

Kivun vakavuus

1	2	3	4	5	6	7	8	9	10

Liipaisimet

☐ Nälkä		☐ Unettomuus
☐ Kirkkaat valot		☐ Sairaus
☐ Kahvi		☐ Väsymys
☐ Stressi työssä		☐ Hajut / Tuoksut
☐ Stressi kotona		☐ Liike
☐ Väliin jääneet ateriat		☐ Silmien rasitus
☐ Ahdistus		☐ _______________

Avustustoimenpiteet

Lääkitys	
Vesi	
Nukkua	
Harjoitus	
Muut	
Muut	

Huomautukset:

Migreeni lokikirja

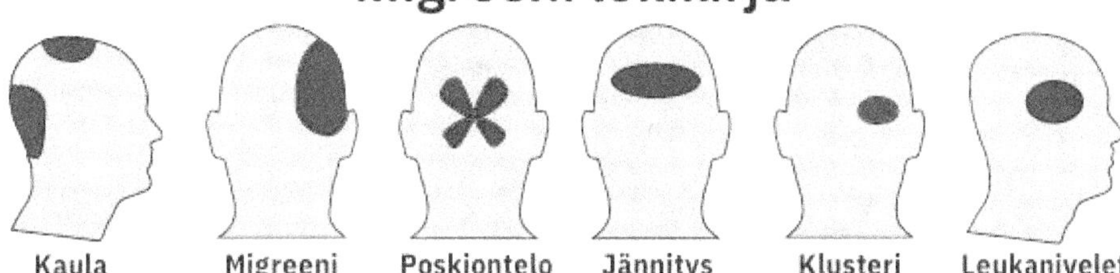

Päivämäärä: _______________ **Aika [ ]:** _______________

☐ ☐ ☐ ☐ ☐ ☐

Kivun vakavuus

1	2	3	4	5	6	7	8	9	10

Liipaisimet

☐ Nälkä   ☐ Unettomuus

☐ Kirkkaat valot   ☐ Sairaus

☐ Kahvi   ☐ Väsymys

☐ Stressi työssä   ☐ Hajut / Tuoksut

☐ Stressi kotona   ☐ Liike

☐ Väliin jääneet ateriat   ☐ Silmien rasitus

☐ Ahdistus   ☐ _______________

Avustustoimenpiteet

Lääkitys	
Vesi	
Nukkua	
Harjoitus	
Muut	
Muut	

Huomautukset:

Migreeni lokikirja

Migreeni lokikirja

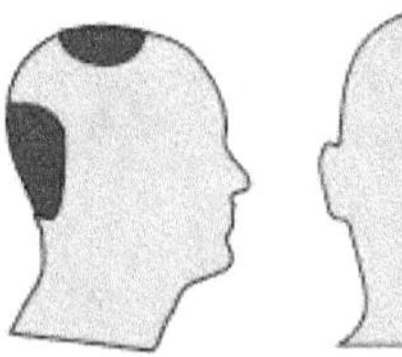 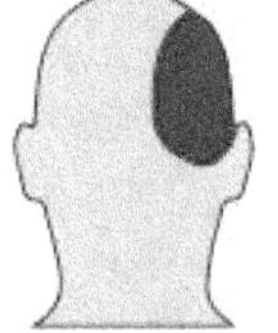 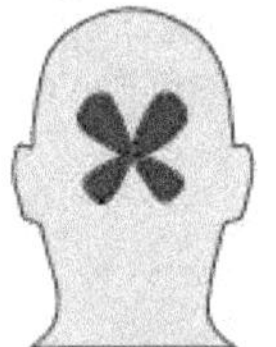 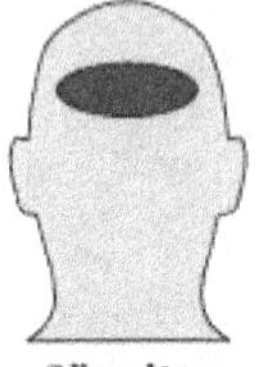 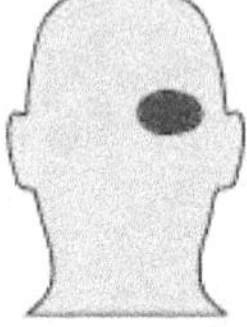 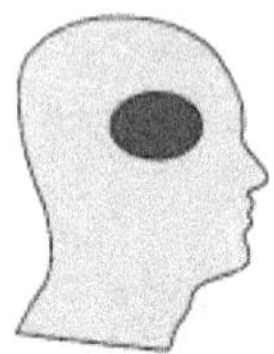

| Kaula | Migreeni | Poskiontelo | Jännitys | Klusteri | Leukanivelet |

Päivämäärä: _____________ **Aika [ ]:** _________ _________

☐ ☐ ☐ ☐ ☐ ☐

Kivun vakavuus

1	2	3	4	5	6	7	8	9	10

Liipaisimet

☐ Nälkä ☐ Unettomuus

☐ Kirkkaat valot ☐ Sairaus

☐ Kahvi ☐ Väsymys

☐ Stressi työssä ☐ Hajut / Tuoksut

☐ Stressi kotona ☐ Liike

☐ Väliin jääneet ateriat ☐ Silmien rasitus

☐ Ahdistus ☐ _______________

Avustustoimenpiteet

Lääkitys	
Vesi	
Nukkua	
Harjoitus	
Muut	
Muut	

Huomautukset:

Migreeni lokikirja

Migreeni lokikirja

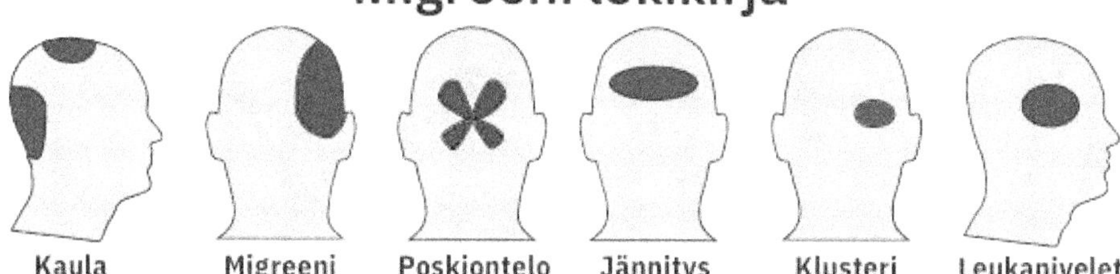

Päivämäärä: _______________   **Aika [ ]:** _______________

Kivun vakavuus

1	2	3	4	5	6	7	8	9	10

Liipaisimet

- ☐ Nälkä
- ☐ Kirkkaat valot
- ☐ Kahvi
- ☐ Stressi työssä
- ☐ Stressi kotona
- ☐ Väliin jääneet ateriat
- ☐ Ahdistus

- ☐ Unettomuus
- ☐ Sairaus
- ☐ Väsymys
- ☐ Hajut / Tuoksut
- ☐ Liike
- ☐ Silmien rasitus
- ☐ _______________

Avustustoimenpiteet

Lääkitys	
Vesi	
Nukkua	
Harjoitus	
Muut	
Muut	

Huomautukset:

Migreeni lokikirja

Migreeni lokikirja

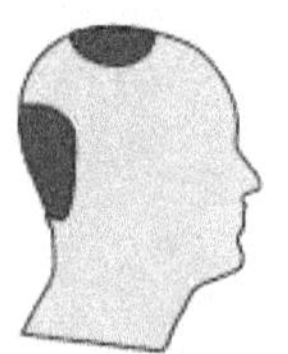
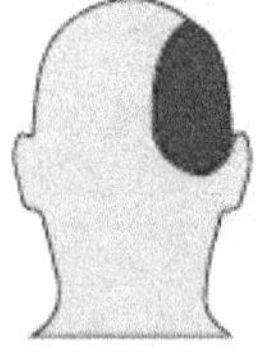
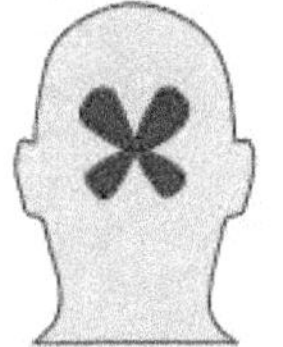
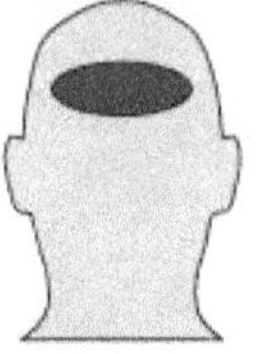
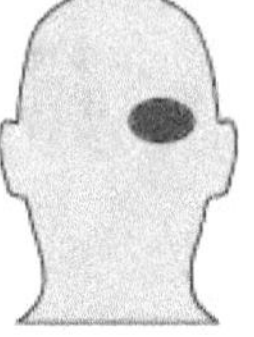
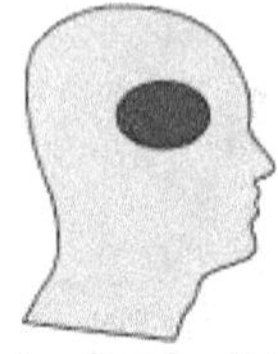

Päivämäärä: ______________ **Aika [ ]:** ______________

☐ ☐ ☐ ☐ ☐ ☐

Kivun vakavuus

1	2	3	4	5	6	7	8	9	10

Liipaisimet

☐ Nälkä	☐ Unettomuus
☐ Kirkkaat valot	☐ Sairaus
☐ Kahvi	☐ Väsymys
☐ Stressi työssä	☐ Hajut / Tuoksut
☐ Stressi kotona	☐ Liike
☐ Väliin jääneet ateriat	☐ Silmien rasitus
☐ Ahdistus	☐ ______________

Avustustoimenpiteet

Lääkitys	
Vesi	
Nukkua	
Harjoitus	
Muut	
Muut	

Huomautukset:

Migreeni lokikirja

Migreeni lokikirja

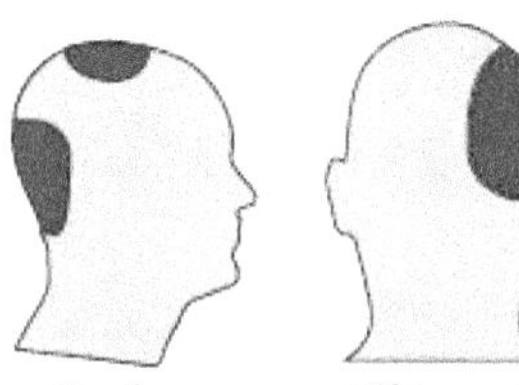
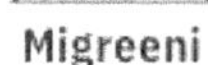
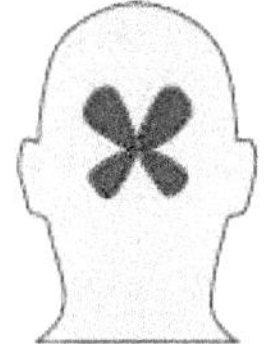
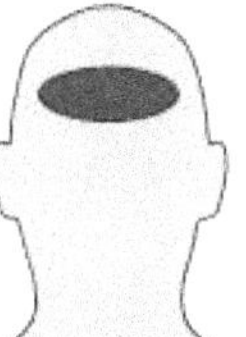
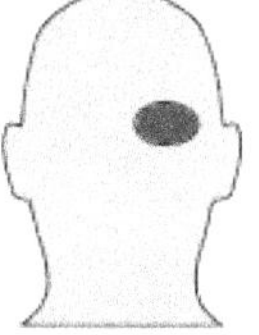
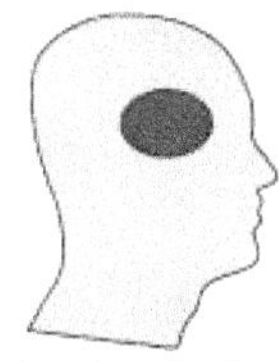

Päivämäärä: ___________   **Aika [ ]:** ___________

Kivun vakavuus

1	2	3	4	5	6	7	8	9	10

Liipaisimet

☐ Nälkä	☐ Unettomuus
☐ Kirkkaat valot	☐ Sairaus
☐ Kahvi	☐ Väsymys
☐ Stressi työssä	☐ Hajut / Tuoksut
☐ Stressi kotona	☐ Liike
☐ Väliin jääneet ateriat	☐ Silmien rasitus
☐ Ahdistus	☐ _________

Avustustoimenpiteet

Lääkitys	
Vesi	
Nukkua	
Harjoitus	
Muut	
Muut	

Huomautukset:

Migreeni lokikirja

Migreeni lokikirja

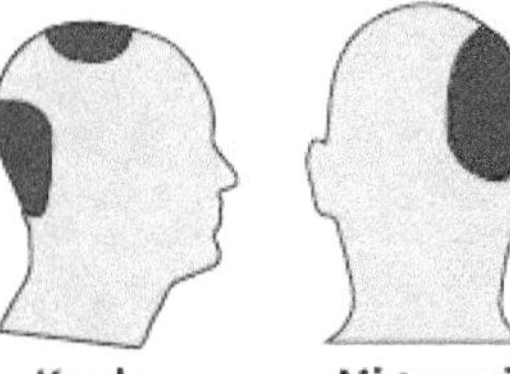
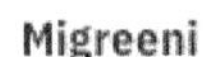
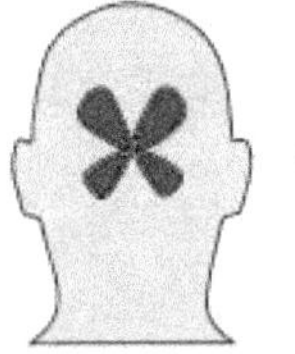
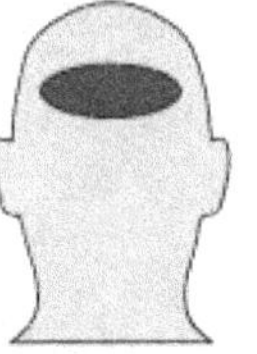
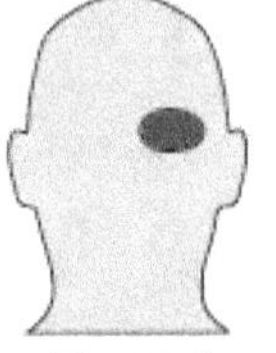
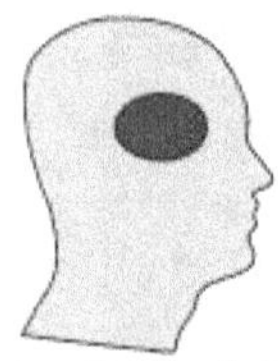

Kaula	Migreeni	Poskiontelo	Jännitys	Klusteri	Leukanivelet

Päivämäärä: _____________ **Aika [ ]:** _____________

☐ ☐ ☐ ☐ ☐ ☐ 🌡 ______

Kivun vakavuus

1	2	3	4	5	6	7	8	9	10

Liipaisimet

☐ Nälkä	☐ Unettomuus
☐ Kirkkaat valot	☐ Sairaus
☐ Kahvi	☐ Väsymys
☐ Stressi työssä	☐ Hajut / Tuoksut
☐ Stressi kotona	☐ Liike
☐ Väliin jääneet ateriat	☐ Silmien rasitus
☐ Ahdistus	☐ _____________

Avustustoimenpiteet

Lääkitys	
Vesi	
Nukkua	
Harjoitus	
Muut	
Muut	

Huomautukset:

Migreeni lokikirja

Migreeni lokikirja

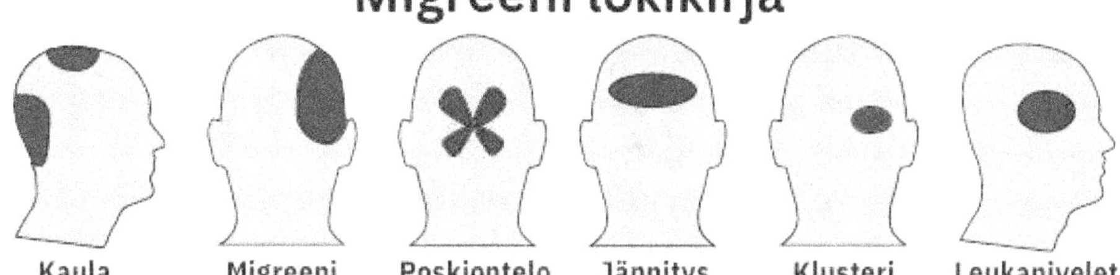

Päivämäärä: ___________ **Aika [ ]:** ___________

☐ ☐ ☐ ☐ ☐ ☐

Kivun vakavuus

1	2	3	4	5	6	7	8	9	10

Liipaisimet

☐ Nälkä ☐ Unettomuus

☐ Kirkkaat valot ☐ Sairaus

☐ Kahvi ☐ Väsymys

☐ Stressi työssä ☐ Hajut / Tuoksut

☐ Stressi kotona ☐ Liike

☐ Väliin jääneet ateriat ☐ Silmien rasitus

☐ Ahdistus ☐ ___________

Avustustoimenpiteet

Lääkitys	
Vesi	
Nukkua	
Harjoitus	
Muut	
Muut	

Huomautukset:

Migreeni lokikirja

Migreeni lokikirja

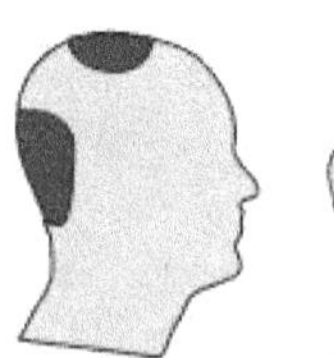 Kaula 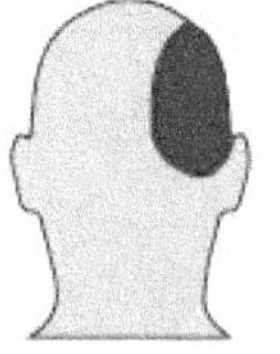 Migreeni 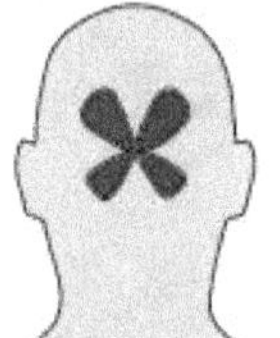 Poskiontelo 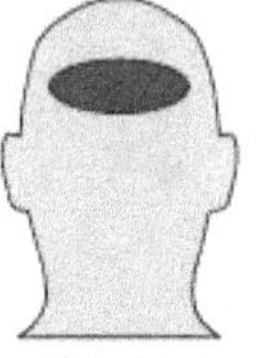 Jännitys 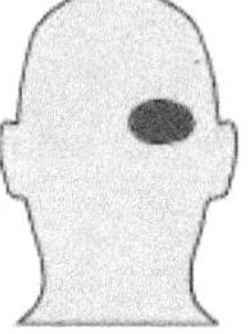 Klusteri 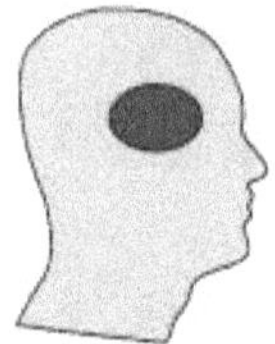 Leukanivelet

Päivämäärä: ___________________   Aika [ ]: _______________________

□ □ □ □ □ □

Kivun vakavuus

1	2	3	4	5	6	7	8	9	10

Liipaisimet

□ Nälkä	□ Unettomuus
□ Kirkkaat valot	□ Sairaus
□ Kahvi	□ Väsymys
□ Stressi työssä	□ Hajut / Tuoksut
□ Stressi kotona	□ Liike
□ Väliin jääneet ateriat	□ Silmien rasitus
□ Ahdistus	□ _______________

Avustustoimenpiteet

Lääkitys	
Vesi	
Nukkua	
Harjoitus	
Muut	
Muut	

Huomautukset:

Migreeni lokikirja

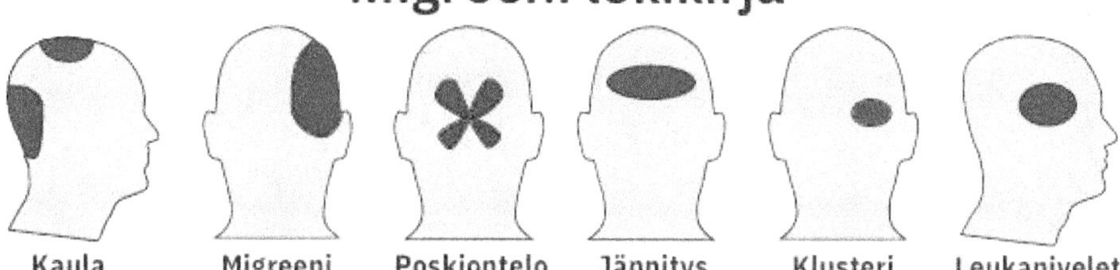

Migreeni lokikirja

Päivämäärä: ______________   **Aika [ ]:** ______________

Kivun vakavuus

1	2	3	4	5	6	7	8	9	10

Liipaisimet

- ☐ Nälkä
- ☐ Kirkkaat valot
- ☐ Kahvi
- ☐ Stressi työssä
- ☐ Stressi kotona
- ☐ Väliin jääneet ateriat
- ☐ Ahdistus
- ☐ Unettomuus
- ☐ Sairaus
- ☐ Väsymys
- ☐ Hajut / Tuoksut
- ☐ Liike
- ☐ Silmien rasitus
- ☐ ______________

Avustustoimenpiteet

Lääkitys	
Vesi	
Nukkua	
Harjoitus	
Muut	
Muut	

Huomautukset:

Migreeni lokikirja

Migreeni lokikirja

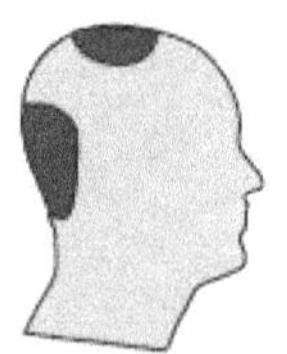
Kaula

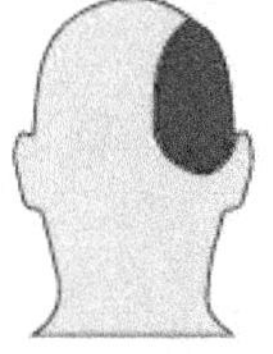
Migreeni

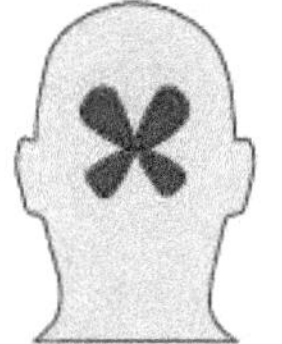
Poskiontelo

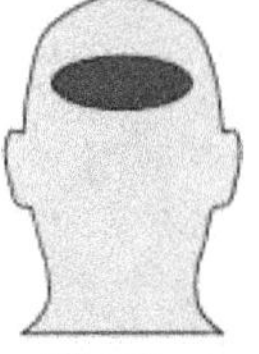
Jännitys

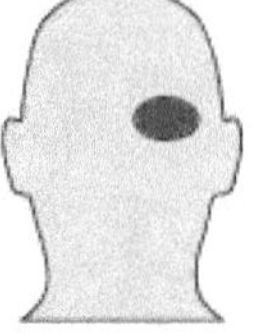
Klusteri

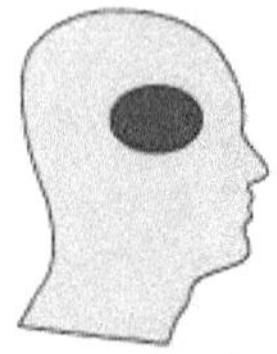
Leukanivelet

Päivämäärä: ______________________ **Aika [ ]:** ______________________

☀ ☐ ⛅ ☐ 🌤 ☐ 🌦 ☐ 🌧 ☐ 🌨 ☐ 🌡 ______________

Kivun vakavuus

1	2	3	4	5	6	7	8	9	10

Liipaisimet

☐ Nälkä	☐ Unettomuus
☐ Kirkkaat valot	☐ Sairaus
☐ Kahvi	☐ Väsymys
☐ Stressi työssä	☐ Hajut / Tuoksut
☐ Stressi kotona	☐ Liike
☐ Väliin jääneet ateriat	☐ Silmien rasitus
☐ Ahdistus	☐ ______________

Avustustoimenpiteet

Lääkitys	
Vesi	
Nukkua	
Harjoitus	
Muut	
Muut	

Huomautukset:

Migreeni lokikirja

Migreeni lokikirja

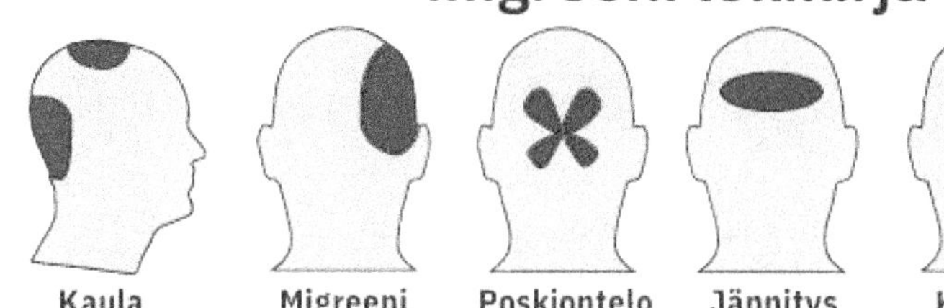

| Kaula | Migreeni | Poskiontelo | Jännitys | Klusteri | Leukanivelet |

Päivämäärä: _______________ **Aika [ ]:** _______________

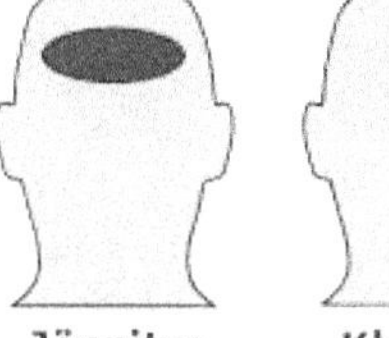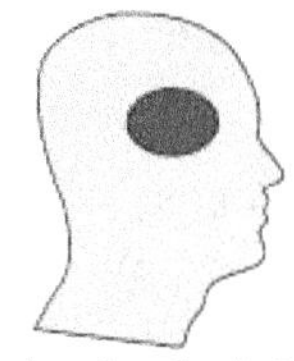

☐ ☐ ☐ ☐ ☐ ☐

Kivun vakavuus

1	2	3	4	5	6	7	8	9	10

Liipaisimet

☐ Nälkä		☐ Unettomuus
☐ Kirkkaat valot		☐ Sairaus
☐ Kahvi		☐ Väsymys
☐ Stressi työssä		☐ Hajut / Tuoksut
☐ Stressi kotona		☐ Liike
☐ Väliin jääneet ateriat		☐ Silmien rasitus
☐ Ahdistus		☐ _______________

Avustustoimenpiteet

Lääkitys	
Vesi	
Nukkua	
Harjoitus	
Muut	
Muut	

Huomautukset:

Migreeni lokikirja

Migreeni lokikirja

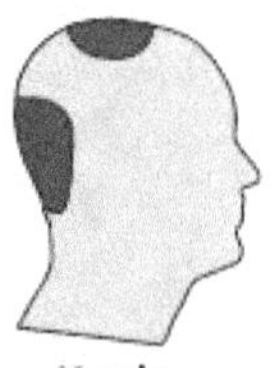
Kaula

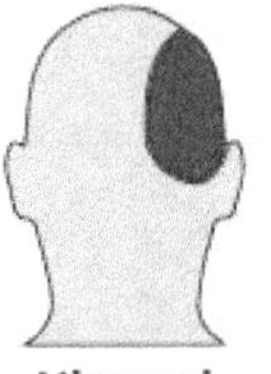
Migreeni

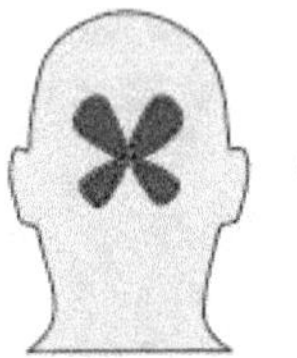
Poskiontelo

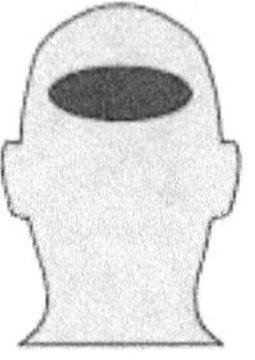
Jännitys

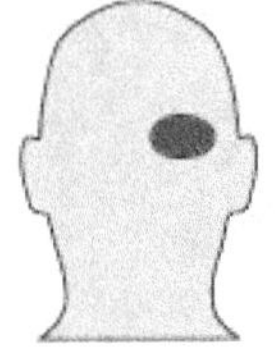
Klusteri

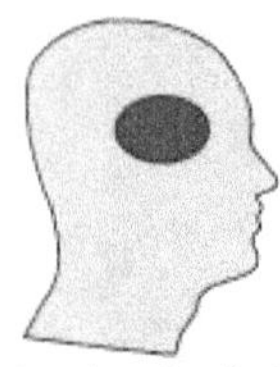
Leukanivelet

Päivämäärä: _____________ **Aika [ ]:** _____________ _____________

☐ ☐ ☐ ☐ ☐ ☐ 🌡 _______

Kivun vakavuus

1	2	3	4	5	6	7	8	9	10

Liipaisimet

☐ Nälkä ☐ Unettomuus

☐ Kirkkaat valot ☐ Sairaus

☐ Kahvi ☐ Väsymys

☐ Stressi työssä ☐ Hajut / Tuoksut

☐ Stressi kotona ☐ Liike

☐ Väliin jääneet ateriat ☐ Silmien rasitus

☐ Ahdistus ☐ _______________

Avustustoimenpiteet

Lääkitys	
Vesi	
Nukkua	
Harjoitus	
Muut	
Muut	

Huomautukset:

Migreeni lokikirja

Migreeni lokikirja

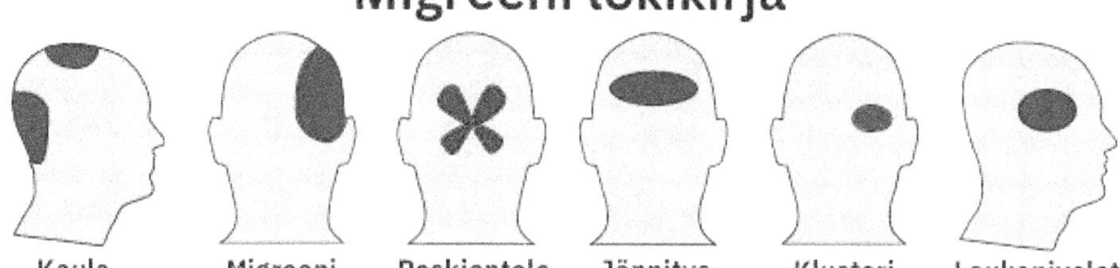

Päivämäärä: ___________ **Aika [ ]:** ___________

Kivun vakavuus

1	2	3	4	5	6	7	8	9	10

Liipaisimet

☐ Nälkä ☐ Unettomuus

☐ Kirkkaat valot ☐ Sairaus

☐ Kahvi ☐ Väsymys

☐ Stressi työssä ☐ Hajut / Tuoksut

☐ Stressi kotona ☐ Liike

☐ Väliin jääneet ateriat ☐ Silmien rasitus

☐ Ahdistus ☐ ___________

Avustustoimenpiteet

Lääkitys	
Vesi	
Nukkua	
Harjoitus	
Muut	
Muut	

Huomautukset:

Migreeni lokikirja

Migreeni lokikirja

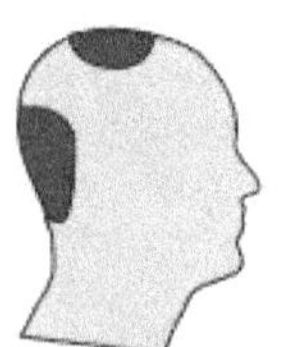
Kaula

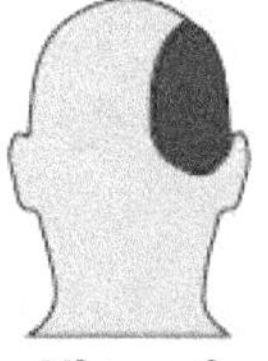
Migreeni

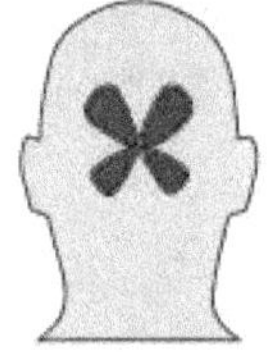
Poskiontelo

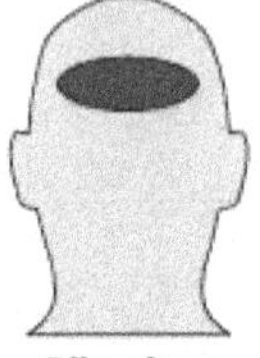
Jännitys

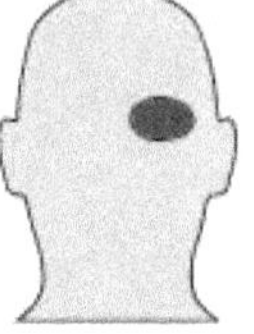
Klusteri

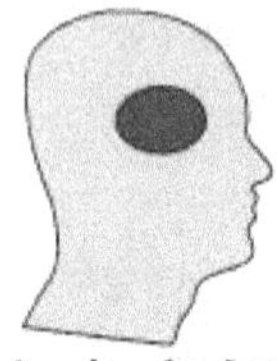
Leukanivelet

Päivämäärä: ______________   **Aika [ ]:** ______________   ______________

☀ ☐   ⛅ ☐   🌤 ☐   🌦 ☐   🌧 ☐   🌨 ☐   🌡 ______________

Kivun vakavuus

1	2	3	4	5	6	7	8	9	10

Liipaisimet

☐ Nälkä	☐ Unettomuus
☐ Kirkkaat valot	☐ Sairaus
☐ Kahvi	☐ Väsymys
☐ Stressi työssä	☐ Hajut / Tuoksut
☐ Stressi kotona	☐ Liike
☐ Väliin jääneet ateriat	☐ Silmien rasitus
☐ Ahdistus	☐ ______________

Avustustoimenpiteet

Lääkitys	
Vesi	
Nukkua	
Harjoitus	
Muut	
Muut	

Huomautukset:

Migreeni lokikirja

Migreeni lokikirja

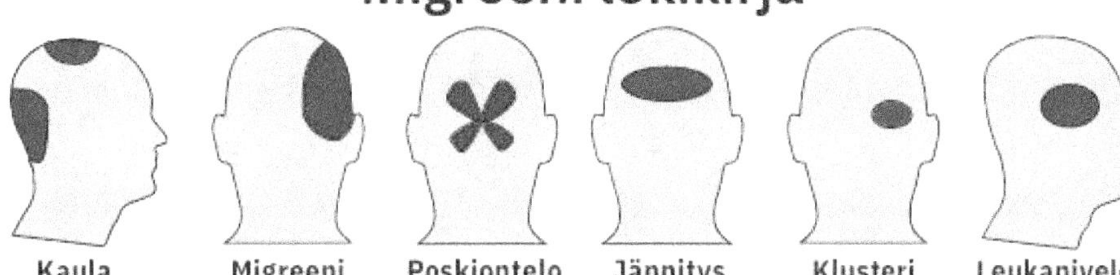

Päivämäärä: **Aika [ ]:**

Kivun vakavuus

1	2	3	4	5	6	7	8	9	10

Liipaisimet

- ☐ Nälkä
- ☐ Kirkkaat valot
- ☐ Kahvi
- ☐ Stressi työssä
- ☐ Stressi kotona
- ☐ Väliin jääneet ateriat
- ☐ Ahdistus

- ☐ Unettomuus
- ☐ Sairaus
- ☐ Väsymys
- ☐ Hajut / Tuoksut
- ☐ Liike
- ☐ Silmien rasitus
- ☐

Avustustoimenpiteet

Lääkitys	
Vesi	
Nukkua	
Harjoitus	
Muut	
Muut	

Huomautukset:

Migreeni lokikirja

Migreeni lokikirja

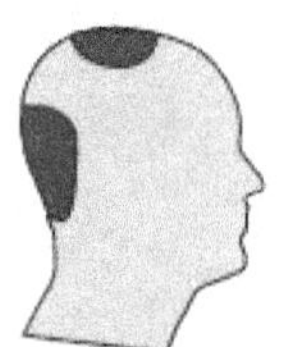 Kaula
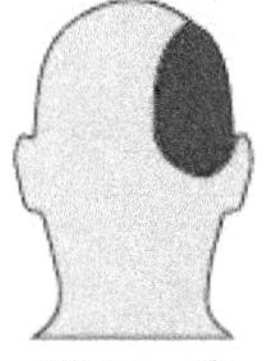 Migreeni
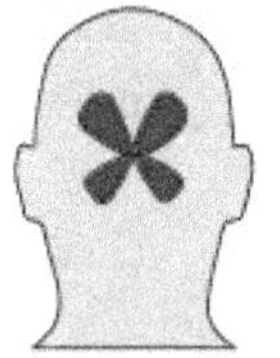 Poskiontelo
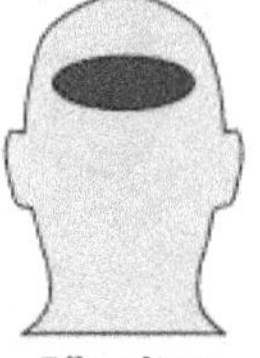 Jännitys
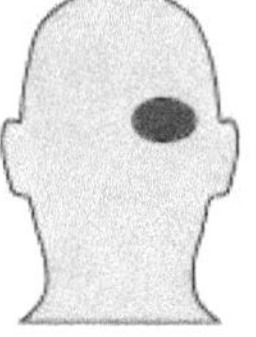 Klusteri
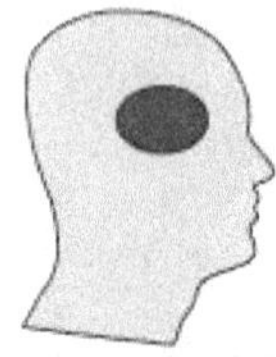 Leukanivelet

Päivämäärä: _______________ **Aika [ ]:** _______________

☐ ☐ ☐ ☐ ☐ ☐

Kivun vakavuus

1	2	3	4	5	6	7	8	9	10

Liipaisimet

☐ Nälkä	☐ Unettomuus
☐ Kirkkaat valot	☐ Sairaus
☐ Kahvi	☐ Väsymys
☐ Stressi työssä	☐ Hajut / Tuoksut
☐ Stressi kotona	☐ Liike
☐ Väliin jääneet ateriat	☐ Silmien rasitus
☐ Ahdistus	☐ _____________

Avustustoimenpiteet

Lääkitys	
Vesi	
Nukkua	
Harjoitus	
Muut	
Muut	

Huomautukset: _______________

Migreeni lokikirja

Migreeni lokikirja

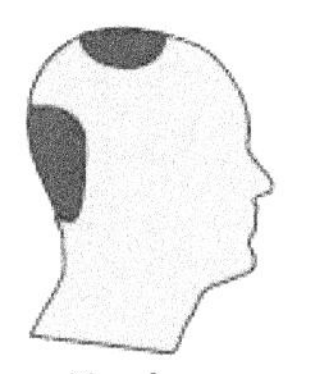

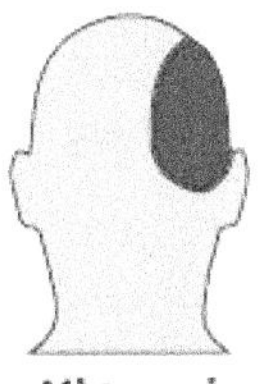

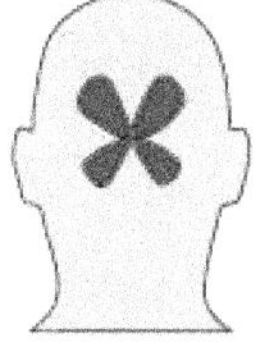

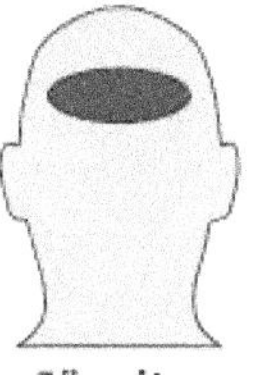

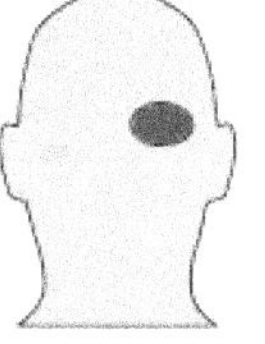

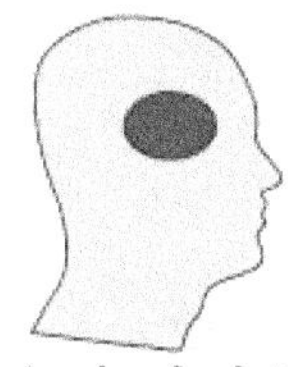

Päivämäärä: _______________   **Aika [ ]:** _______________

☐ ☐ ☐ ☐ ☐ ☐

Kivun vakavuus

1	2	3	4	5	6	7	8	9	10

Liipaisimet

☐ Nälkä	☐ Unettomuus
☐ Kirkkaat valot	☐ Sairaus
☐ Kahvi	☐ Väsymys
☐ Stressi työssä	☐ Hajut / Tuoksut
☐ Stressi kotona	☐ Liike
☐ Väliin jääneet ateriat	☐ Silmien rasitus
☐ Ahdistus	☐ _____________

Avustustoimenpiteet

Lääkitys	
Vesi	
Nukkua	
Harjoitus	
Muut	
Muut	

Huomautukset:

Migreeni lokikirja

Migreeni lokikirja

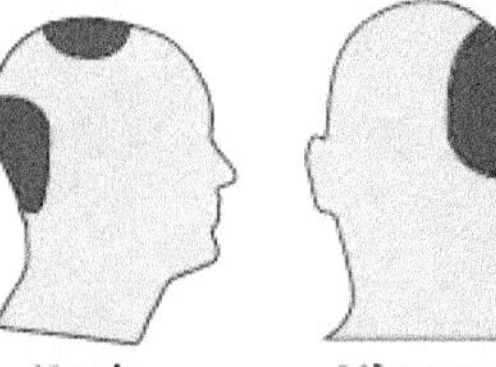
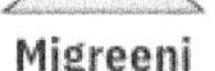
Kaula

Migreeni

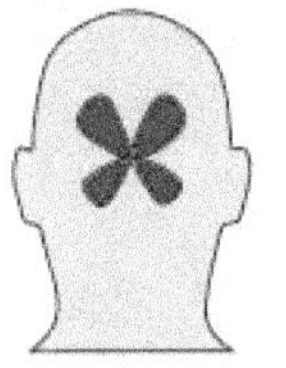
Poskiontelo

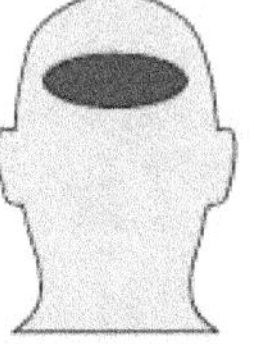
Jännitys

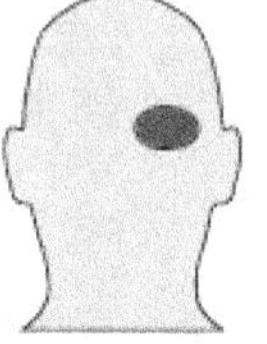
Klusteri

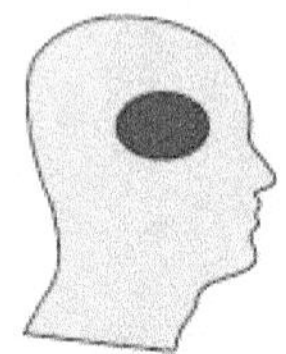
Leukanivelet

Päivämäärä: _______________ **Aika [ ]:** _______________

☐ ☐ ☐ ☐ ☐ ☐

Kivun vakavuus

1	2	3	4	5	6	7	8	9	10

Liipaisimet

☐ Nälkä ☐ Unettomuus

☐ Kirkkaat valot ☐ Sairaus

☐ Kahvi ☐ Väsymys

☐ Stressi työssä ☐ Hajut / Tuoksut

☐ Stressi kotona ☐ Liike

☐ Väliin jääneet ateriat ☐ Silmien rasitus

☐ Ahdistus ☐ _______________

Avustustoimenpiteet

Lääkitys	
Vesi	
Nukkua	
Harjoitus	
Muut	
Muut	

Huomautukset:

Migreeni lokikirja

Migreeni lokikirja

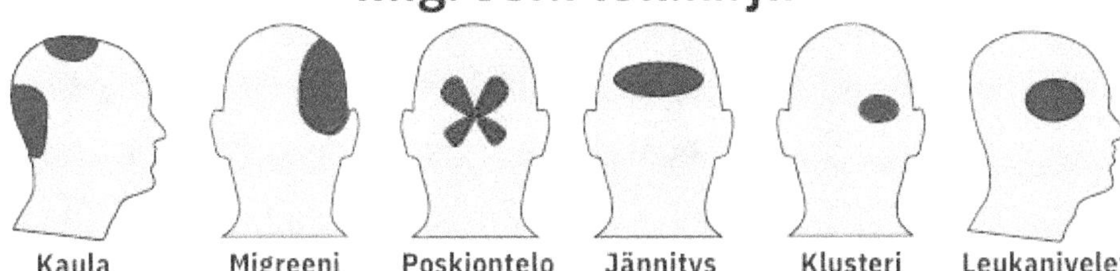

Päivämäärä: _______________   Aika [ ]: _______________

Kivun vakavuus

1	2	3	4	5	6	7	8	9	10

Liipaisimet

- ☐ Nälkä
- ☐ Kirkkaat valot
- ☐ Kahvi
- ☐ Stressi työssä
- ☐ Stressi kotona
- ☐ Väliin jääneet ateriat
- ☐ Ahdistus

- ☐ Unettomuus
- ☐ Sairaus
- ☐ Väsymys
- ☐ Hajut / Tuoksut
- ☐ Liike
- ☐ Silmien rasitus
- ☐ _______________

Avustustoimenpiteet

Lääkitys	
Vesi	
Nukkua	
Harjoitus	
Muut	
Muut	

Huomautukset:

Migreeni lokikirja

Migreeni lokikirja

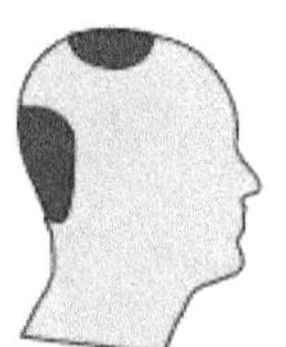 Kaula
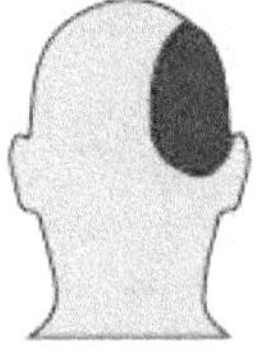 Migreeni
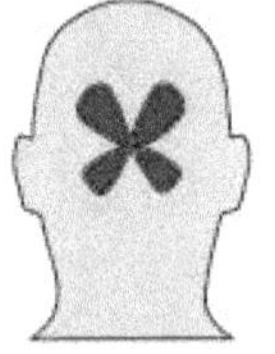 Poskiontelo
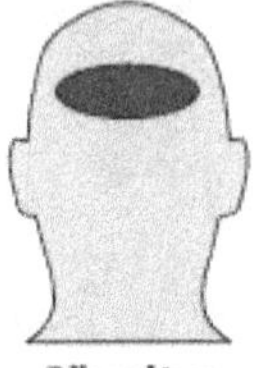 Jännitys
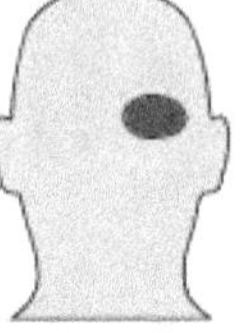 Klusteri
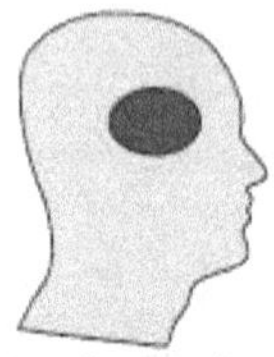 Leukanivelet

Päivämäärä: _______________ **Aika [ ]:** _______________ _______________

☐ ☐ ☐ ☐ ☐ ☐

Kivun vakavuus

1	2	3	4	5	6	7	8	9	10

Liipaisimet

☐ Nälkä
☐ Kirkkaat valot
☐ Kahvi
☐ Stressi työssä
☐ Stressi kotona
☐ Väliin jääneet ateriat
☐ Ahdistus

☐ Unettomuus
☐ Sairaus
☐ Väsymys
☐ Hajut / Tuoksut
☐ Liike
☐ Silmien rasitus
☐ _______________

Avustustoimenpiteet

Lääkitys	
Vesi	
Nukkua	
Harjoitus	
Muut	
Muut	

Huomautukset:

Migreeni lokikirja

Migreeni lokikirja

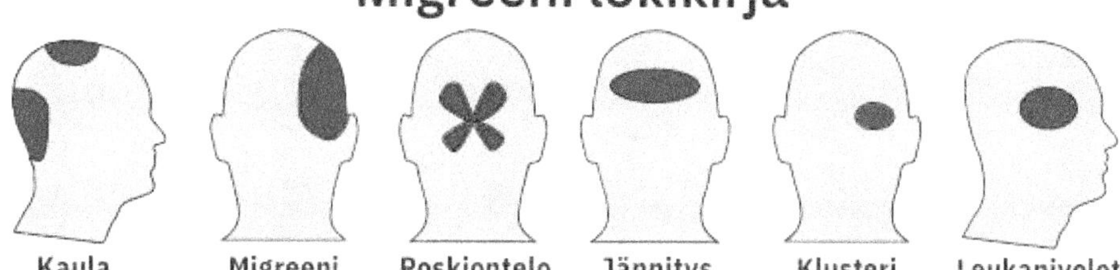

Päivämäärä: ________________   **Aika [ ]:** ________________

☐ ☐ ☐ ☐ ☐ ☐

Kivun vakavuus

1	2	3	4	5	6	7	8	9	10

Liipaisimet

☐ Nälkä	☐ Unettomuus
☐ Kirkkaat valot	☐ Sairaus
☐ Kahvi	☐ Väsymys
☐ Stressi työssä	☐ Hajut / Tuoksut
☐ Stressi kotona	☐ Liike
☐ Väliin jääneet ateriat	☐ Silmien rasitus
☐ Ahdistus	☐ __________

Avustustoimenpiteet

Lääkitys	
Vesi	
Nukkua	
Harjoitus	
Muut	
Muut	

Huomautukset:

Migreeni lokikirja

Migreeni lokikirja

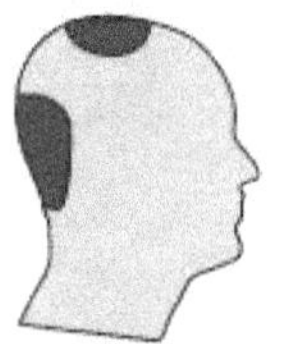 Kaula
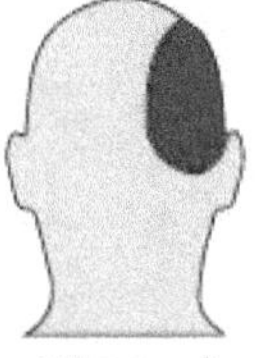 Migreeni
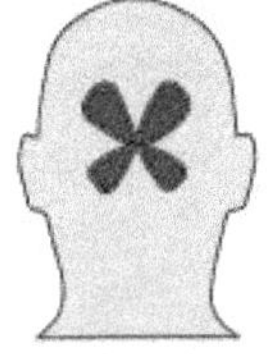 Poskiontelo
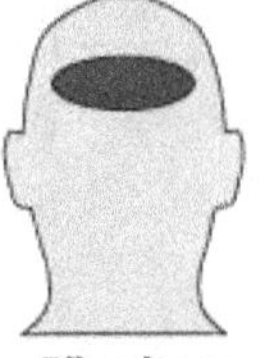 Jännitys
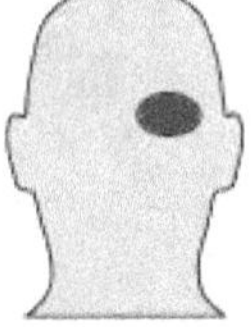 Klusteri
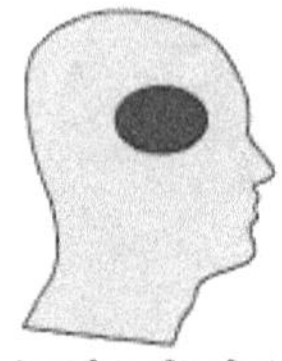 Leukanivelet

Päivämäärä: ___________   **Aika [ ]:** ___________ ___________

☐   ☐   ☐   ☐   ☐   ☐   🌡 ___________

Kivun vakavuus

1	2	3	4	5	6	7	8	9	10

Liipaisimet

☐ Nälkä	☐ Unettomuus
☐ Kirkkaat valot	☐ Sairaus
☐ Kahvi	☐ Väsymys
☐ Stressi työssä	☐ Hajut / Tuoksut
☐ Stressi kotona	☐ Liike
☐ Väliin jääneet ateriat	☐ Silmien rasitus
☐ Ahdistus	☐ ___________

Avustustoimenpiteet

Lääkitys	
Vesi	
Nukkua	
Harjoitus	
Muut	
Muut	

Huomautukset:

Migreeni lokikirja

Migreeni lokikirja

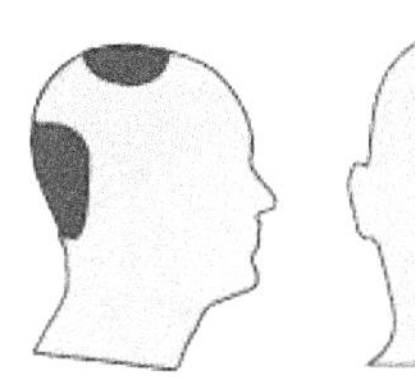 Kaula
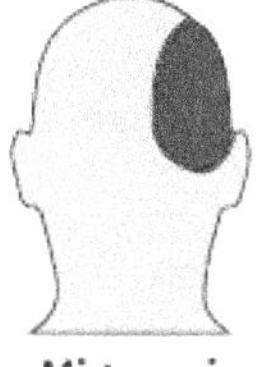 Migreeni
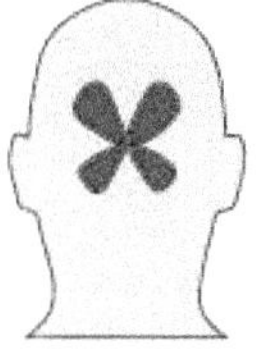 Poskiontelo
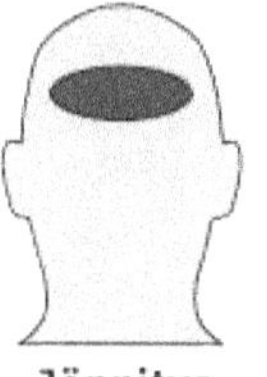 Jännitys
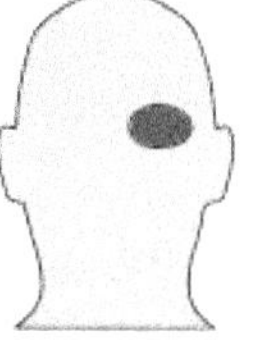 Klusteri
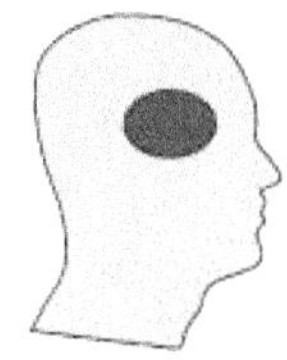 Leukanivelet

Päivämäärä: ______________________   **Aika [ ]:** ______________________

☐ ☐ ☐ ☐ ☐ ☐

Kivun vakavuus

1	2	3	4	5	6	7	8	9	10

Liipaisimet

☐ Nälkä	☐ Unettomuus
☐ Kirkkaat valot	☐ Sairaus
☐ Kahvi	☐ Väsymys
☐ Stressi työssä	☐ Hajut / Tuoksut
☐ Stressi kotona	☐ Liike
☐ Väliin jääneet ateriat	☐ Silmien rasitus
☐ Ahdistus	☐ __________

Avustustoimenpiteet

Lääkitys	
Vesi	
Nukkua	
Harjoitus	
Muut	
Muut	

Huomautukset:

Migreeni lokikirja

Migreeni lokikirja

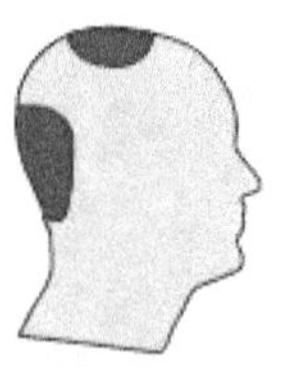
Kaula

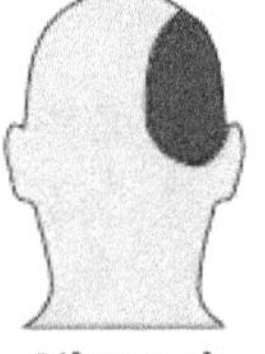
Migreeni

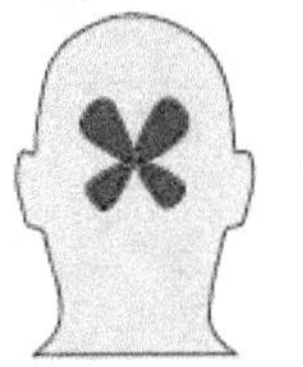
Poskiontelo

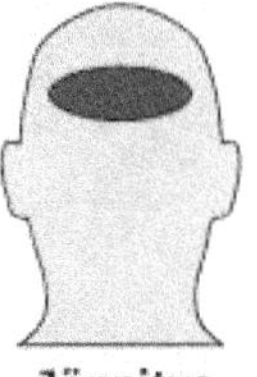
Jännitys

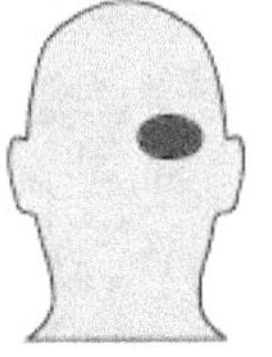
Klusteri

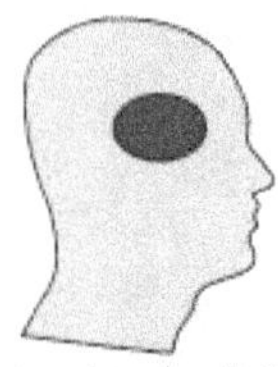
Leukanivelet

Päivämäärä: _____________   **Aika [ ]:** _____________

☀ ☐   ⛅ ☐   🌤 ☐   🌧 ☐   🌧 ☐   🌨 ☐   🌡 _______

Kivun vakavuus

1	2	3	4	5	6	7	8	9	10

Liipaisimet

☐ Nälkä	☐ Unettomuus
☐ Kirkkaat valot	☐ Sairaus
☐ Kahvi	☐ Väsymys
☐ Stressi työssä	☐ Hajut / Tuoksut
☐ Stressi kotona	☐ Liike
☐ Väliin jääneet ateriat	☐ Silmien rasitus
☐ Ahdistus	☐ _____________

Avustustoimenpiteet

Lääkitys	
Vesi	
Nukkua	
Harjoitus	
Muut	
Muut	

Huomautukset:

Migreeni lokikirja

Migreeni lokikirja

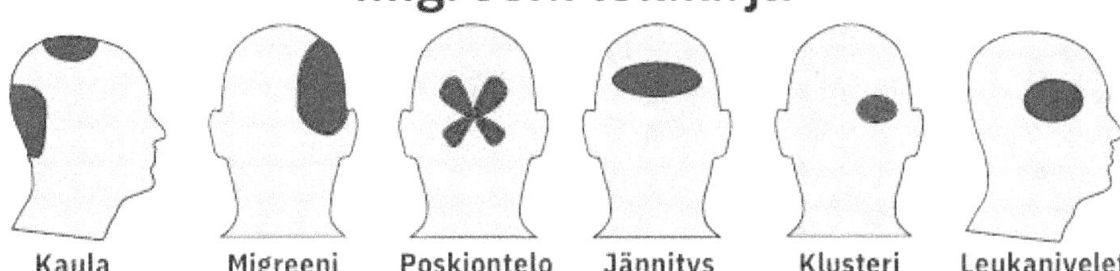

Päivämäärä: __________   Aika [ ]: __________

☐ ☐ ☐ ☐ ☐ ☐

Kivun vakavuus

1	2	3	4	5	6	7	8	9	10

Liipaisimet

☐ Nälkä   ☐ Unettomuus

☐ Kirkkaat valot   ☐ Sairaus

☐ Kahvi   ☐ Väsymys

☐ Stressi työssä   ☐ Hajut / Tuoksut

☐ Stressi kotona   ☐ Liike

☐ Väliin jääneet ateriat ☐ Silmien rasitus

☐ Ahdistus   ☐ __________

Avustustoimenpiteet

Lääkitys	
Vesi	
Nukkua	
Harjoitus	
Muut	
Muut	

Huomautukset:

Migreeni lokikirja

Migreeni lokikirja

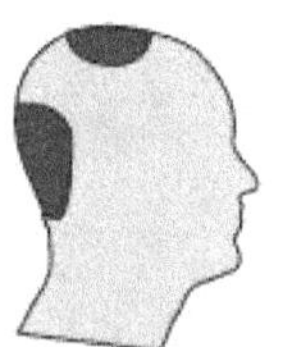 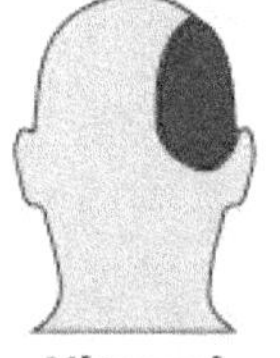 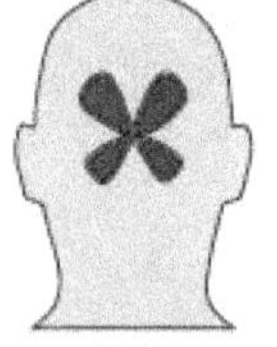 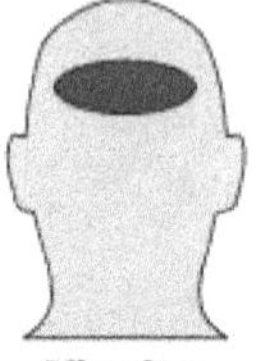 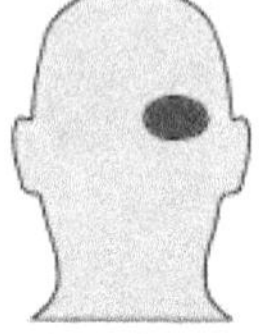 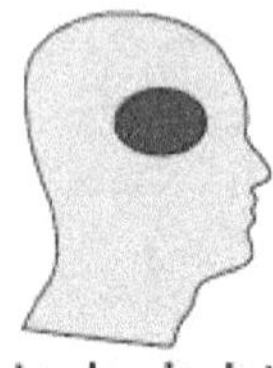

Kaula	Migreeni	Poskiontelo	Jännitys	Klusteri	Leukanivelet

Päivämäärä: ________________ **Aika [ ]:** ________________

☐ ☐ ☐ ☐ ☐ ☐

Kivun vakavuus

1	2	3	4	5	6	7	8	9	10

Liipaisimet

☐ Nälkä ☐ Unettomuus

☐ Kirkkaat valot ☐ Sairaus

☐ Kahvi ☐ Väsymys

☐ Stressi työssä ☐ Hajut / Tuoksut

☐ Stressi kotona ☐ Liike

☐ Väliin jääneet ateriat ☐ Silmien rasitus

☐ Ahdistus ☐ ________________

Avustustoimenpiteet

Lääkitys	
Vesi	
Nukkua	
Harjoitus	
Muut	
Muut	

Huomautukset:

Migreeni lokikirja

Migreeni lokikirja

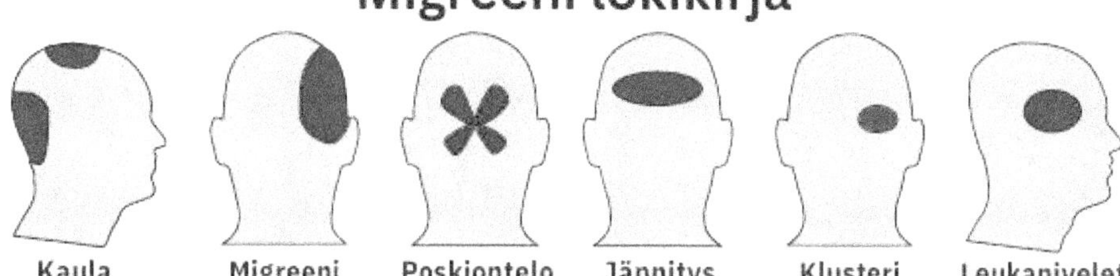

Päivämäärä: _____________ **Aika [ ]:** _____________

☐ ☐ ☐ ☐ ☐ ☐ |

Kivun vakavuus

1	2	3	4	5	6	7	8	9	10

Liipaisimet

☐ Nälkä	☐ Unettomuus
☐ Kirkkaat valot	☐ Sairaus
☐ Kahvi	☐ Väsymys
☐ Stressi työssä	☐ Hajut / Tuoksut
☐ Stressi kotona	☐ Liike
☐ Väliin jääneet ateriat	☐ Silmien rasitus
☐ Ahdistus	☐ ____________

Avustustoimenpiteet

Lääkitys	
Vesi	
Nukkua	
Harjoitus	
Muut	
Muut	

Huomautukset:

Migreeni lokikirja

Migreeni lokikirja

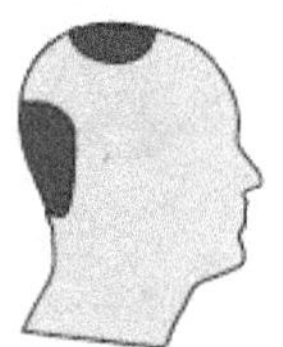 Kaula 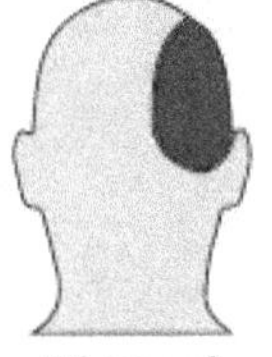 Migreeni 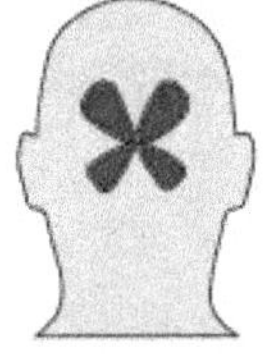 Poskiontelo 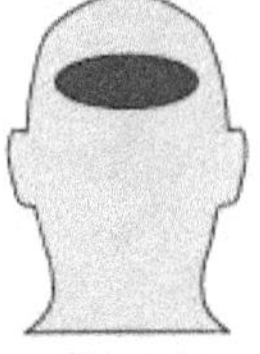 Jännitys 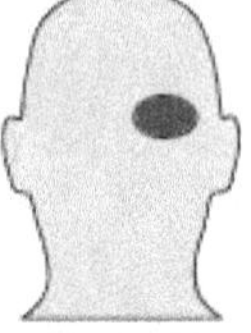 Klusteri 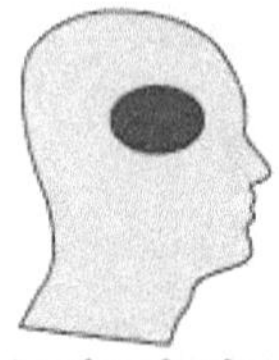 Leukanivelet

Päivämäärä: _____________ **Aika [ ]:** _______ _______

☐ ☐ ☐ ☐ ☐ ☐

Kivun vakavuus

1	2	3	4	5	6	7	8	9	10

Liipaisimet

☐ Nälkä	☐ Unettomuus
☐ Kirkkaat valot	☐ Sairaus
☐ Kahvi	☐ Väsymys
☐ Stressi työssä	☐ Hajut / Tuoksut
☐ Stressi kotona	☐ Liike
☐ Väliin jääneet ateriat	☐ Silmien rasitus
☐ Ahdistus	☐ _____________

Avustustoimenpiteet

Lääkitys	
Vesi	
Nukkua	
Harjoitus	
Muut	
Muut	

Huomautukset:

Migreeni lokikirja

Migreeni lokikirja

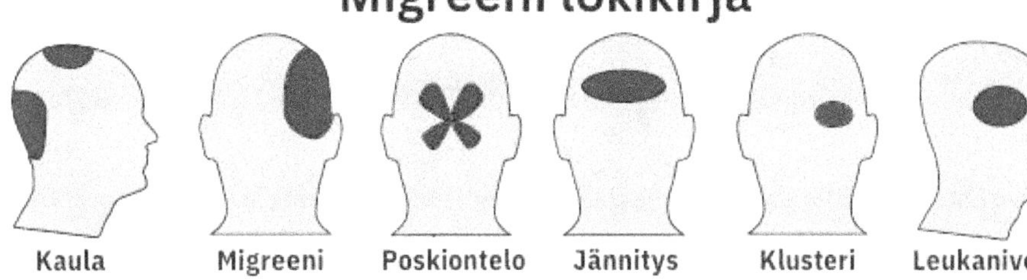

Päivämäärä: _______________   Aika [ ]: _______________

☐ ☐ ☐ ☐ ☐ ☐

Kivun vakavuus

1	2	3	4	5	6	7	8	9	10

Liipaisimet

☐ Nälkä		☐ Unettomuus	
☐ Kirkkaat valot		☐ Sairaus	
☐ Kahvi		☐ Väsymys	
☐ Stressi työssä		☐ Hajut / Tuoksut	
☐ Stressi kotona		☐ Liike	
☐ Väliin jääneet ateriat		☐ Silmien rasitus	
☐ Ahdistus		☐ _______________	

Avustustoimenpiteet

Lääkitys	
Vesi	
Nukkua	
Harjoitus	
Muut	
Muut	

Huomautukset:

Migreeni lokikirja

Migreeni lokikirja

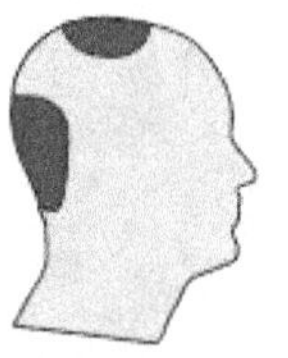
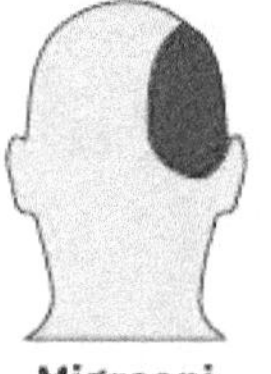
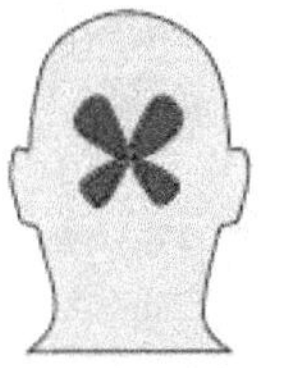
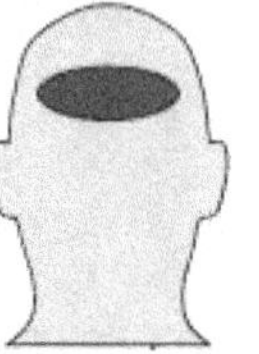
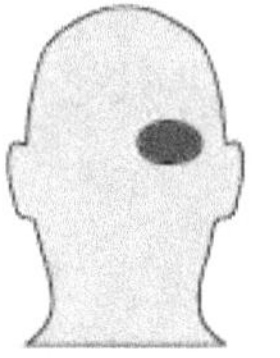
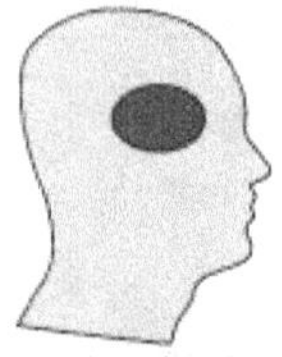

| Kaula | Migreeni | Poskiontelo | Jännitys | Klusteri | Leukanivelet |

Päivämäärä: ______________   **Aika [ ]:** ______________ ______________

☀ ☁ ⛅ 🌧 🌧 ❄ 🌡 ______

☐ ☐ ☐ ☐ ☐ ☐

Kivun vakavuus

| 1 | 2 | 3 | 4 | 5 | 6 | 7 | 8 | 9 | 10 |

Liipaisimet

☐ Nälkä	☐ Unettomuus
☐ Kirkkaat valot	☐ Sairaus
☐ Kahvi	☐ Väsymys
☐ Stressi työssä	☐ Hajut / Tuoksut
☐ Stressi kotona	☐ Liike
☐ Väliin jääneet ateriat	☐ Silmien rasitus
☐ Ahdistus	☐ ______________

Avustustoimenpiteet

Lääkitys	
Vesi	
Nukkua	
Harjoitus	
Muut	
Muut	

Huomautukset:

Migreeni lokikirja

Migreeni lokikirja

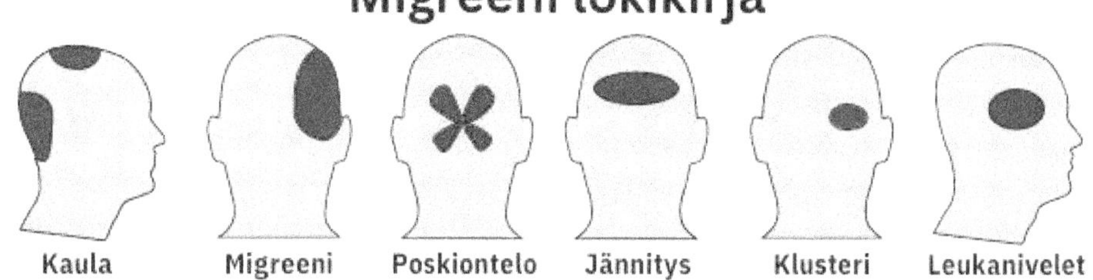

Päivämäärä: _______________ **Aika [ ]:** _______________

☐ ☐ ☐ ☐ ☐ ☐

Kivun vakavuus

1	2	3	4	5	6	7	8	9	10

Liipaisimet

☐ Nälkä   ☐ Unettomuus

☐ Kirkkaat valot   ☐ Sairaus

☐ Kahvi   ☐ Väsymys

☐ Stressi työssä   ☐ Hajut / Tuoksut

☐ Stressi kotona   ☐ Liike

☐ Väliin jääneet ateriat   ☐ Silmien rasitus

☐ Ahdistus   ☐ _______________

Avustustoimenpiteet

Lääkitys	
Vesi	
Nukkua	
Harjoitus	
Muut	
Muut	

Huomautukset:

Migreeni lokikirja

Migreeni lokikirja

Migreeni lokikirja

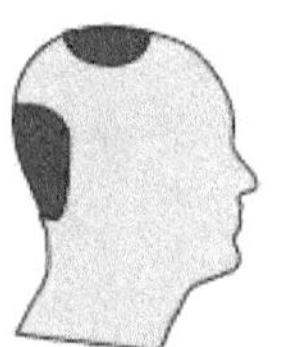 Kaula
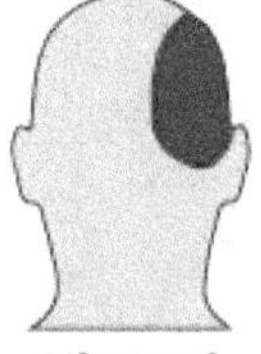 Migreeni
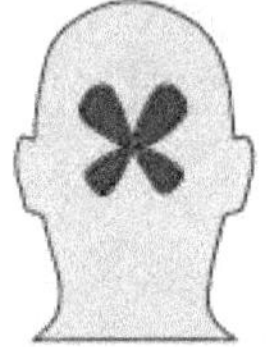 Poskiontelo
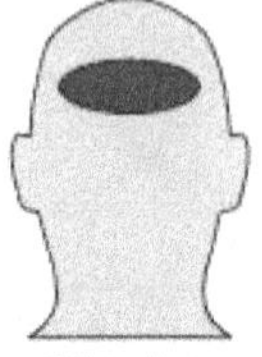 Jännitys
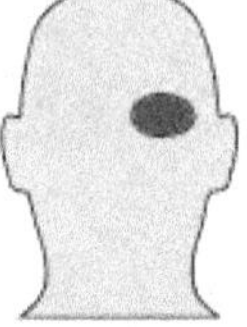 Klusteri
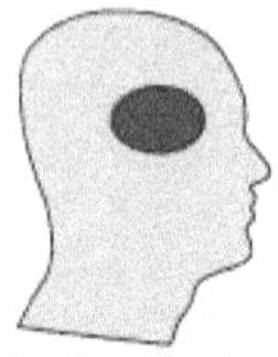 Leukanivelet

Päivämäärä: ___________________ **Aika [ ]:** ___________________

☐ ☐ ☐ ☐ ☐ ☐ |

Kivun vakavuus

1	2	3	4	5	6	7	8	9	10

Liipaisimet

☐ Nälkä	☐ Unettomuus
☐ Kirkkaat valot	☐ Sairaus
☐ Kahvi	☐ Väsymys
☐ Stressi työssä	☐ Hajut / Tuoksut
☐ Stressi kotona	☐ Liike
☐ Väliin jääneet ateriat	☐ Silmien rasitus
☐ Ahdistus	☐ _______________

Avustustoimenpiteet

Lääkitys	
Vesi	
Nukkua	
Harjoitus	
Muut	
Muut	

Huomautukset:

Migreeni lokikirja

Migreeni lokikirja

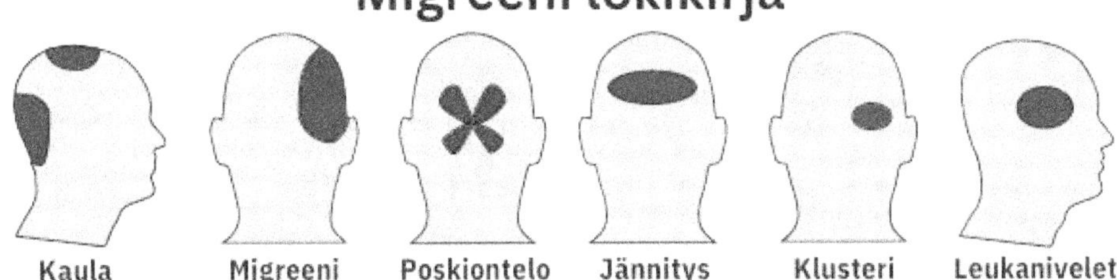

Päivämäärä: ______________ **Aika [ ]:** ______________

☐ ☐ ☐ ☐ ☐ ☐

Kivun vakavuus

1	2	3	4	5	6	7	8	9	10

Liipaisimet

☐ Nälkä	☐ Unettomuus
☐ Kirkkaat valot	☐ Sairaus
☐ Kahvi	☐ Väsymys
☐ Stressi työssä	☐ Hajut / Tuoksut
☐ Stressi kotona	☐ Liike
☐ Väliin jääneet ateriat	☐ Silmien rasitus
☐ Ahdistus	☐ ______________

Avustustoimenpiteet

Lääkitys	
Vesi	
Nukkua	
Harjoitus	
Muut	
Muut	

Huomautukset:

Migreeni lokikirja

Migreeni lokikirja

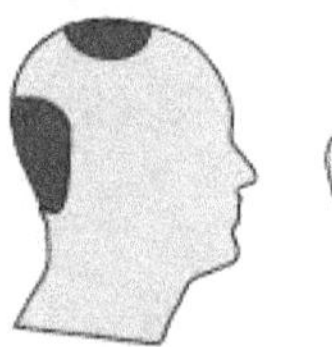 Kaula
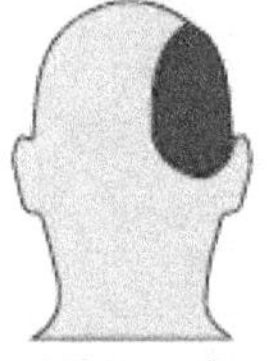 Migreeni
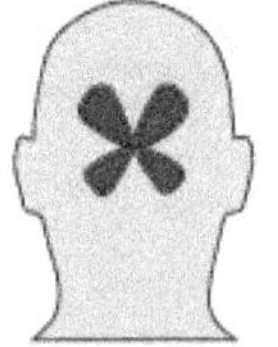 Poskiontelo
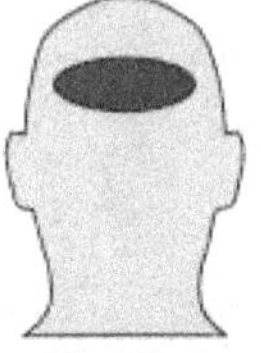 Jännitys
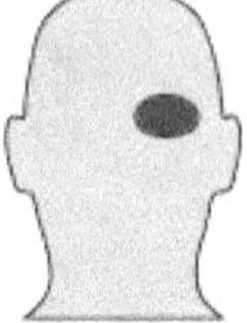 Klusteri
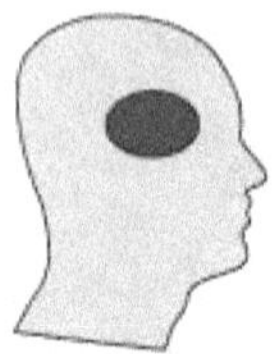 Leukanivelet

Päivämäärä: ______________   Aika [ ]: __________   __________

☐   ☐   ☐   ☐   ☐   ☐   _________

Kivun vakavuus

1	2	3	4	5	6	7	8	9	10

Liipaisimet

☐ Nälkä		☐ Unettomuus
☐ Kirkkaat valot		☐ Sairaus
☐ Kahvi		☐ Väsymys
☐ Stressi työssä		☐ Hajut / Tuoksut
☐ Stressi kotona		☐ Liike
☐ Väliin jääneet ateriat		☐ Silmien rasitus
☐ Ahdistus		☐ __________

Avustustoimenpiteet

Lääkitys	
Vesi	
Nukkua	
Harjoitus	
Muut	
Muut	

Huomautukset:

Migreeni lokikirja

Migreeni lokikirja

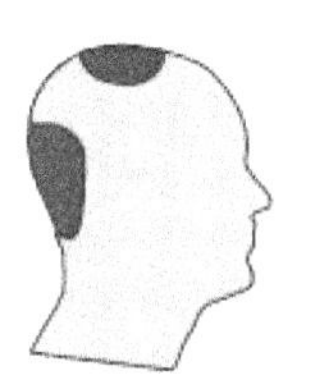

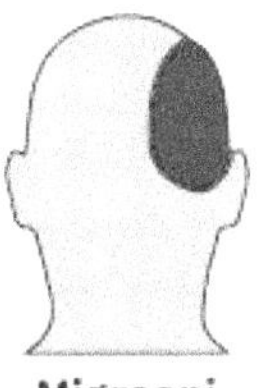

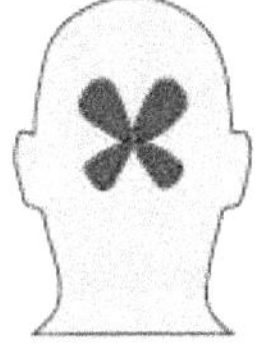

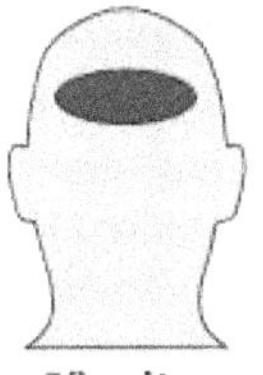

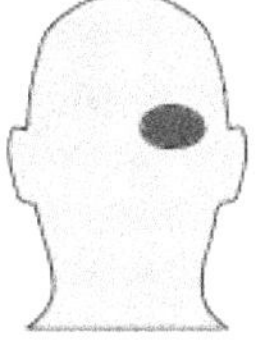

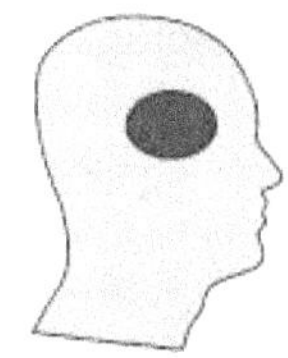

Päivämäärä: ___________   **Aika [ ]:** ___________

□   □   □   □   □   □

Kivun vakavuus

1	2	3	4	5	6	7	8	9	10

Liipaisimet

□ Nälkä	□ Unettomuus
□ Kirkkaat valot	□ Sairaus
□ Kahvi	□ Väsymys
□ Stressi työssä	□ Hajut / Tuoksut
□ Stressi kotona	□ Liike
□ Väliin jääneet ateriat	□ Silmien rasitus
□ Ahdistus	□ ___________

Avustustoimenpiteet

Lääkitys	
Vesi	
Nukkua	
Harjoitus	
Muut	
Muut	

Huomautukset:

Migreeni lokikirja

Migreeni lokikirja

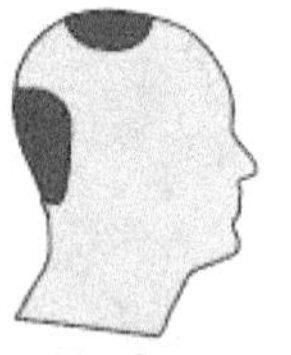
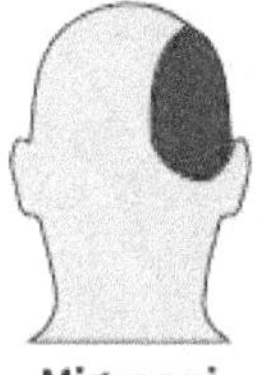
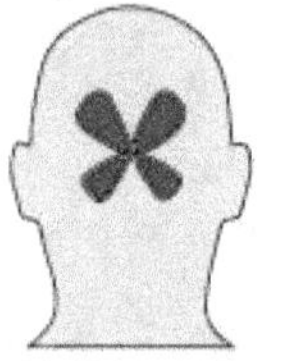
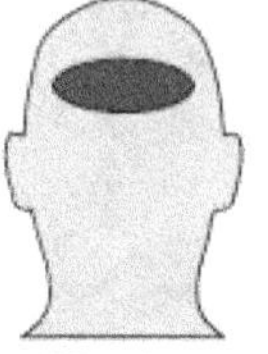
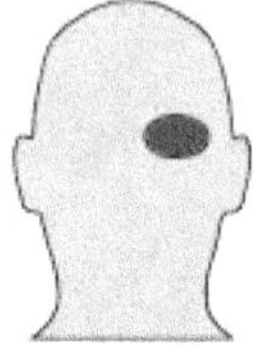
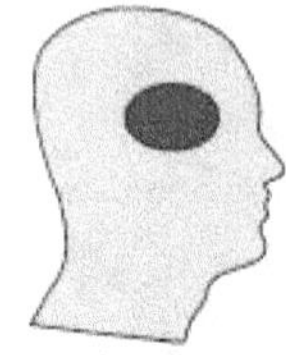

Kaula	Migreeni	Poskiontelo	Jännitys	Klusteri	Leukanivelet

Päivämäärä: ______________ **Aika [ ]:** ______________

☐ ☐ ☐ ☐ ☐ ☐ 🌡 ______

Kivun vakavuus

1	2	3	4	5	6	7	8	9	10

Liipaisimet

☐ Nälkä ☐ Unettomuus

☐ Kirkkaat valot ☐ Sairaus

☐ Kahvi ☐ Väsymys

☐ Stressi työssä ☐ Hajut / Tuoksut

☐ Stressi kotona ☐ Liike

☐ Väliin jääneet ateriat ☐ Silmien rasitus

☐ Ahdistus ☐ ______________

Avustustoimenpiteet

Lääkitys	
Vesi	
Nukkua	
Harjoitus	
Muut	
Muut	

Huomautukset:

Migreeni lokikirja

Migreeni lokikirja

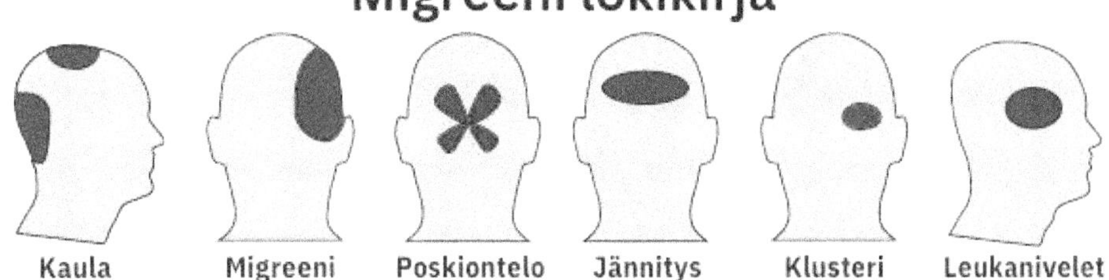

Päivämäärä: _______________   Aika [ ]: _______________

☐   ☐   ☐   ☐   ☐   ☐

Kivun vakavuus

1	2	3	4	5	6	7	8	9	10

Liipaisimet

☐ Nälkä	☐ Unettomuus
☐ Kirkkaat valot	☐ Sairaus
☐ Kahvi	☐ Väsymys
☐ Stressi työssä	☐ Hajut / Tuoksut
☐ Stressi kotona	☐ Liike
☐ Väliin jääneet ateriat	☐ Silmien rasitus
☐ Ahdistus	☐ _______________

Avustustoimenpiteet

Lääkitys	
Vesi	
Nukkua	
Harjoitus	
Muut	
Muut	

Huomautukset:

Migreeni lokikirja

Migreeni lokikirja

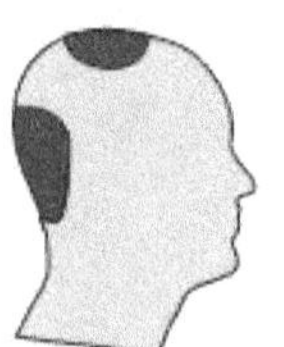 Kaula
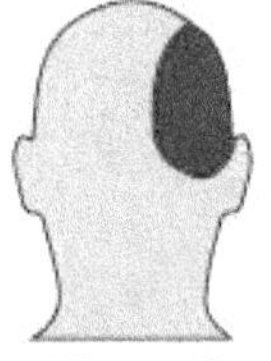 Migreeni
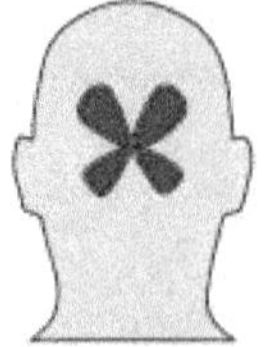 Poskiontelo
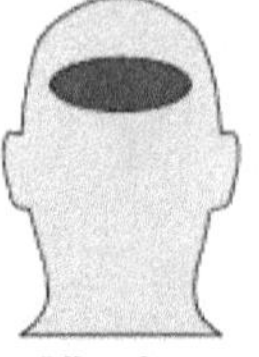 Jännitys
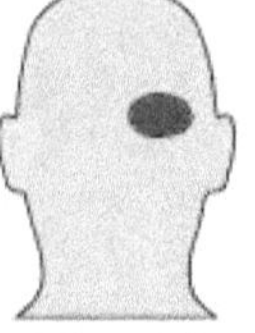 Klusteri
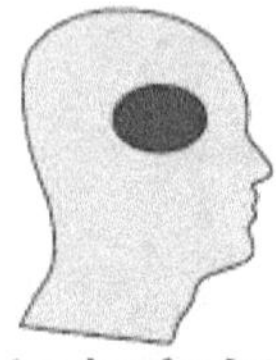 Leukanivelet

Päivämäärä: ______________ **Aika [ ]:** ______________

☐ ☐ ☐ ☐ ☐ ☐

Kivun vakavuus

1	2	3	4	5	6	7	8	9	10

Liipaisimet

☐ Nälkä	☐ Unettomuus
☐ Kirkkaat valot	☐ Sairaus
☐ Kahvi	☐ Väsymys
☐ Stressi työssä	☐ Hajut / Tuoksut
☐ Stressi kotona	☐ Liike
☐ Väliin jääneet ateriat	☐ Silmien rasitus
☐ Ahdistus	☐ ______________

Avustustoimenpiteet

Lääkitys	
Vesi	
Nukkua	
Harjoitus	
Muut	
Muut	

Huomautukset:

Migreeni lokikirja

Migreeni lokikirja

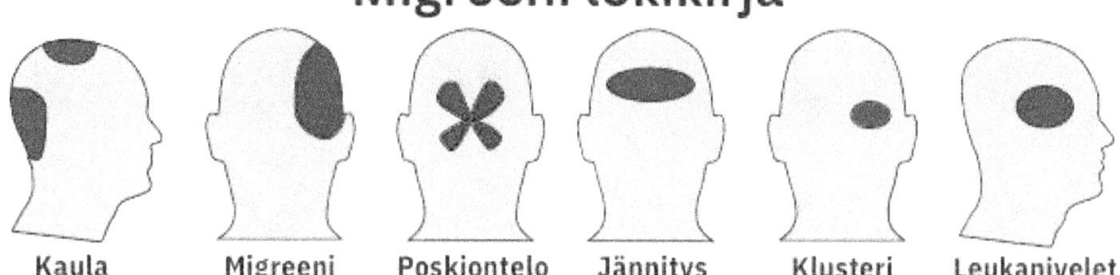

Päivämäärä: _______________　　**Aika [ ]:** _______________

☐　☐　☐　☐　☐　☐

Kivun vakavuus

1	2	3	4	5	6	7	8	9	10

Liipaisimet

☐ Nälkä	☐ Unettomuus
☐ Kirkkaat valot	☐ Sairaus
☐ Kahvi	☐ Väsymys
☐ Stressi työssä	☐ Hajut / Tuoksut
☐ Stressi kotona	☐ Liike
☐ Väliin jääneet ateriat	☐ Silmien rasitus
☐ Ahdistus	☐ _______________

Avustustoimenpiteet

Lääkitys	
Vesi	
Nukkua	
Harjoitus	
Muut	
Muut	

Huomautukset:

Migreeni lokikirja

Migreeni lokikirja

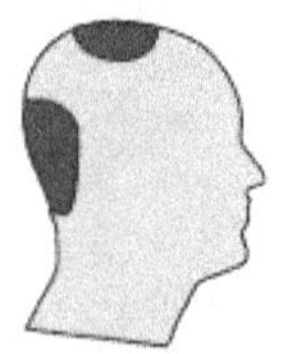 Kaula
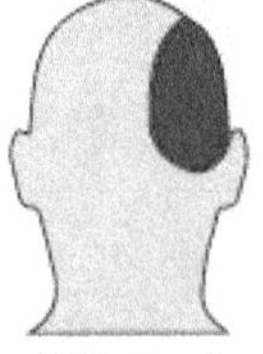 Migreeni
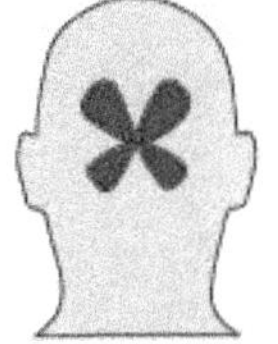 Poskiontelo
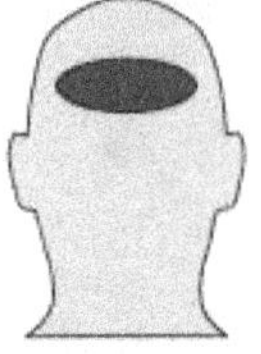 Jännitys
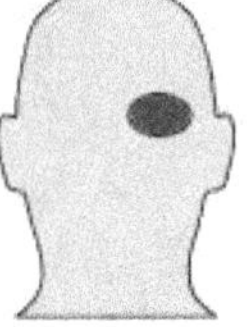 Klusteri
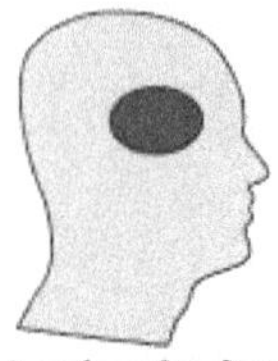 Leukanivelet

Päivämäärä: _____________   **Aika [ ]:** _____________

Kivun vakavuus

1	2	3	4	5	6	7	8	9	10

Liipaisimet

☐ Nälkä		☐ Unettomuus
☐ Kirkkaat valot		☐ Sairaus
☐ Kahvi		☐ Väsymys
☐ Stressi työssä		☐ Hajut / Tuoksut
☐ Stressi kotona		☐ Liike
☐ Väliin jääneet ateriat		☐ Silmien rasitus
☐ Ahdistus		☐ _____________

Avustustoimenpiteet

Lääkitys	
Vesi	
Nukkua	
Harjoitus	
Muut	
Muut	

Huomautukset:

Migreeni lokikirja

Migreeni lokikirja

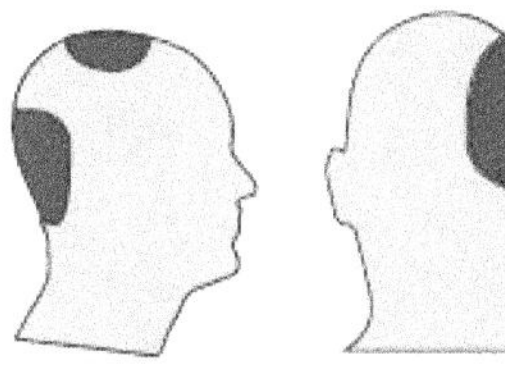
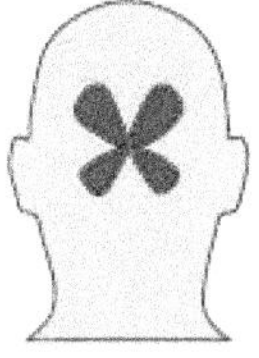
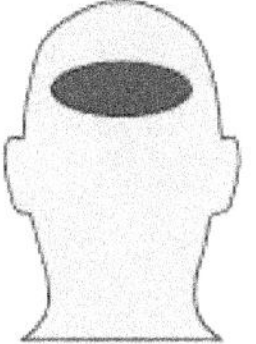
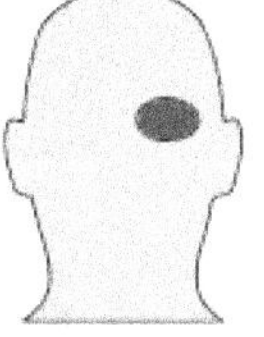
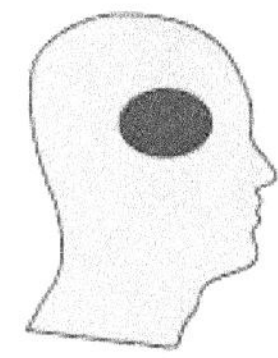

Päivämäärä: _______________ **Aika [ ]:** _______________

☐ ☐ ☐ ☐ ☐ ☐

Kivun vakavuus

1	2	3	4	5	6	7	8	9	10

Liipaisimet

☐ Nälkä	☐ Unettomuus
☐ Kirkkaat valot	☐ Sairaus
☐ Kahvi	☐ Väsymys
☐ Stressi työssä	☐ Hajut / Tuoksut
☐ Stressi kotona	☐ Liike
☐ Väliin jääneet ateriat	☐ Silmien rasitus
☐ Ahdistus	☐ _______________

Avustustoimenpiteet

Lääkitys	
Vesi	
Nukkua	
Harjoitus	
Muut	
Muut	

Huomautukset:

Migreeni lokikirja

Migreeni lokikirja

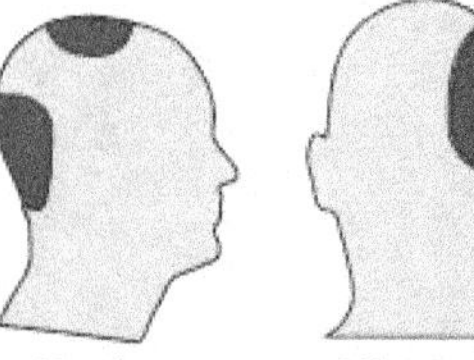 Kaula
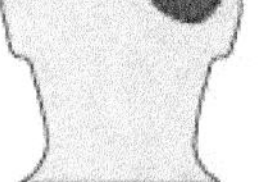 Migreeni
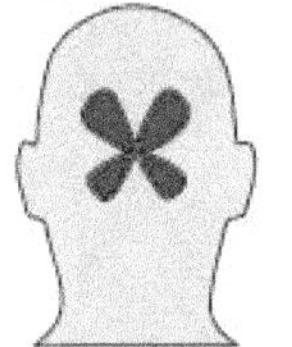 Poskiontelo
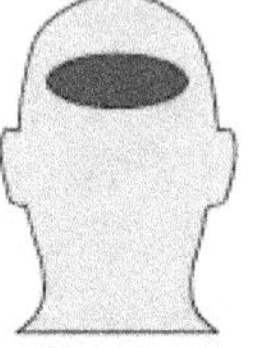 Jännitys
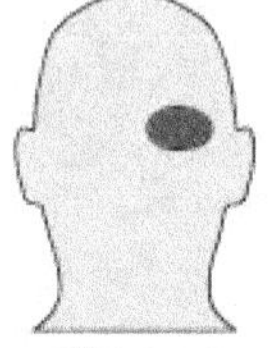 Klusteri
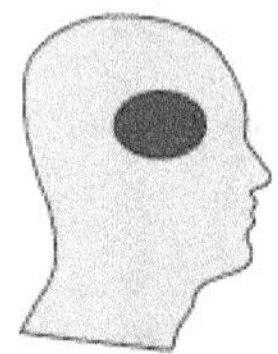 Leukanivelet

Päivämäärä: ______________ **Aika [ ]:** ______________

☐ ☐ ☐ ☐ ☐ ☐

Kivun vakavuus

1	2	3	4	5	6	7	8	9	10

Liipaisimet

☐ Nälkä	☐ Unettomuus
☐ Kirkkaat valot	☐ Sairaus
☐ Kahvi	☐ Väsymys
☐ Stressi työssä	☐ Hajut / Tuoksut
☐ Stressi kotona	☐ Liike
☐ Väliin jääneet ateriat	☐ Silmien rasitus
☐ Ahdistus	☐ ______________

Avustustoimenpiteet

Lääkitys	
Vesi	
Nukkua	
Harjoitus	
Muut	
Muut	

Huomautukset:

Migreeni lokikirja

Migreeni lokikirja

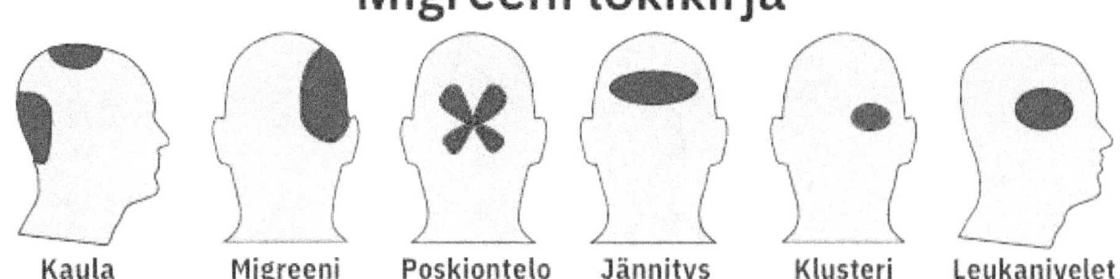

Päivämäärä: _______________ **Aika [ ]:** _______________

Kivun vakavuus

1	2	3	4	5	6	7	8	9	10

Liipaisimet

☐ Nälkä	☐ Unettomuus
☐ Kirkkaat valot	☐ Sairaus
☐ Kahvi	☐ Väsymys
☐ Stressi työssä	☐ Hajut / Tuoksut
☐ Stressi kotona	☐ Liike
☐ Väliin jääneet ateriat	☐ Silmien rasitus
☐ Ahdistus	☐ _______________

Avustustoimenpiteet

Lääkitys	
Vesi	
Nukkua	
Harjoitus	
Muut	
Muut	

Huomautukset:

Migreeni lokikirja

Migreeni lokikirja

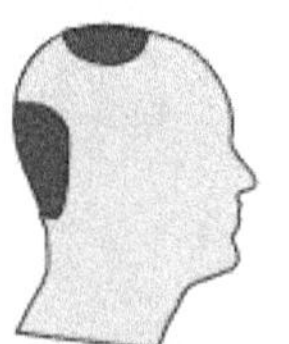 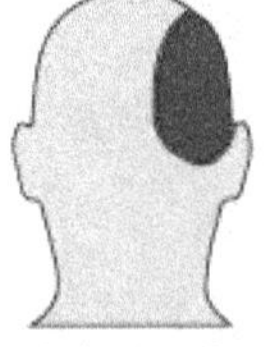 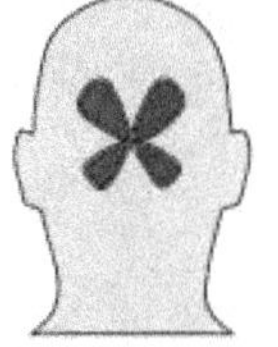 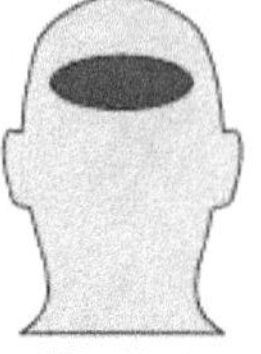 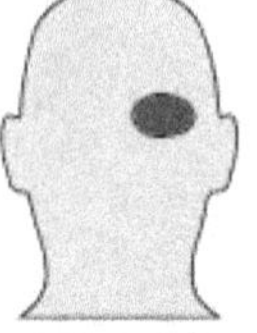 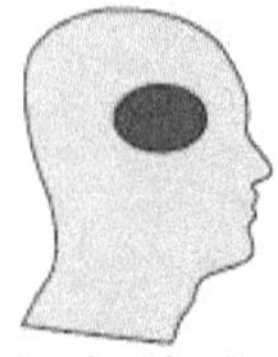

| Kaula | Migreeni | Poskiontelo | Jännitys | Klusteri | Leukanivelet |

Päivämäärä: _____________ **Aika [ ]:** _____________ _____________

☐ ☐ ☐ ☐ ☐ ☐

Kivun vakavuus

| 1 | 2 | 3 | 4 | 5 | 6 | 7 | 8 | 9 | 10 |

Liipaisimet

☐ Nälkä	☐ Unettomuus
☐ Kirkkaat valot	☐ Sairaus
☐ Kahvi	☐ Väsymys
☐ Stressi työssä	☐ Hajut / Tuoksut
☐ Stressi kotona	☐ Liike
☐ Väliin jääneet ateriat	☐ Silmien rasitus
☐ Ahdistus	☐ _____________

Avustustoimenpiteet

Lääkitys	
Vesi	
Nukkua	
Harjoitus	
Muut	
Muut	

Huomautukset:

Migreeni lokikirja

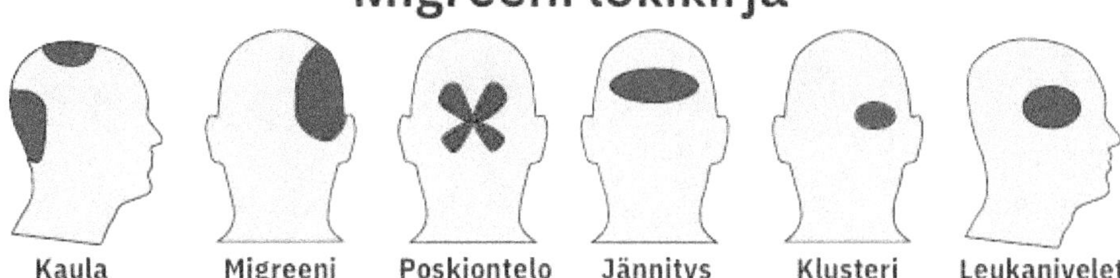

Migreeni lokikirja

Päivämäärä: ______________ **Aika [ ]:** ______________

Kivun vakavuus

1	2	3	4	5	6	7	8	9	10

Liipaisimet

☐ Nälkä	☐ Unettomuus
☐ Kirkkaat valot	☐ Sairaus
☐ Kahvi	☐ Väsymys
☐ Stressi työssä	☐ Hajut / Tuoksut
☐ Stressi kotona	☐ Liike
☐ Väliin jääneet ateriat	☐ Silmien rasitus
☐ Ahdistus	☐ ______________

Avustustoimenpiteet

Lääkitys	
Vesi	
Nukkua	
Harjoitus	
Muut	
Muut	

Huomautukset:

Migreeni lokikirja

Migreeni lokikirja

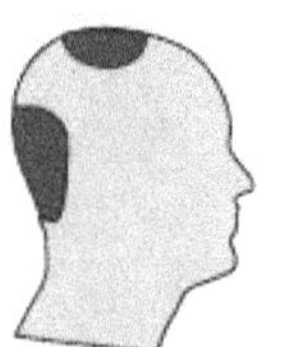 Kaula
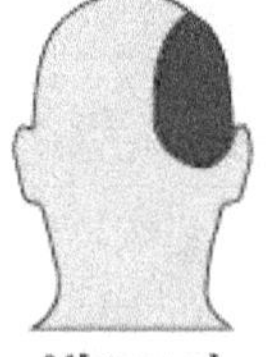 Migreeni
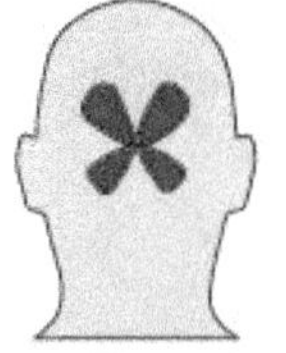 Poskiontelo
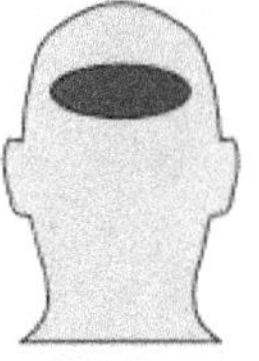 Jännitys
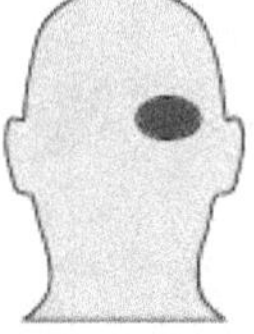 Klusteri
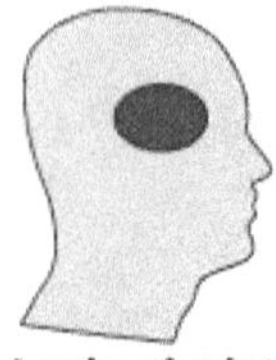 Leukanivelet

Päivämäärä: ______________ **Aika [ ]:** ______________ ______________

☐ ☐ ☐ ☐ ☐ ☐

Kivun vakavuus

1	2	3	4	5	6	7	8	9	10

Liipaisimet

☐ Nälkä	☐ Unettomuus
☐ Kirkkaat valot	☐ Sairaus
☐ Kahvi	☐ Väsymys
☐ Stressi työssä	☐ Hajut / Tuoksut
☐ Stressi kotona	☐ Liike
☐ Väliin jääneet ateriat	☐ Silmien rasitus
☐ Ahdistus	☐ ______________

Avustustoimenpiteet

Lääkitys	
Vesi	
Nukkua	
Harjoitus	
Muut	
Muut	

Huomautukset:

Migreeni lokikirja

Migreeni lokikirja

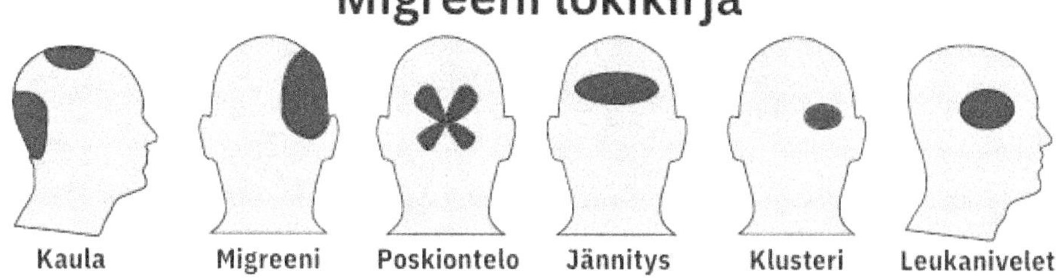

Päivämäärä: _______________   **Aika [ ]:** _______________

Kivun vakavuus

1	2	3	4	5	6	7	8	9	10

Liipaisimet

☐ Nälkä	☐ Unettomuus
☐ Kirkkaat valot	☐ Sairaus
☐ Kahvi	☐ Väsymys
☐ Stressi työssä	☐ Hajut / Tuoksut
☐ Stressi kotona	☐ Liike
☐ Väliin jääneet ateriat	☐ Silmien rasitus
☐ Ahdistus	☐ _______________

Avustustoimenpiteet

Lääkitys	
Vesi	
Nukkua	
Harjoitus	
Muut	
Muut	

Huomautukset:

Migreeni lokikirja

Migreeni lokikirja

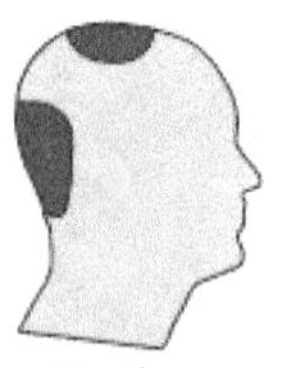 Kaula
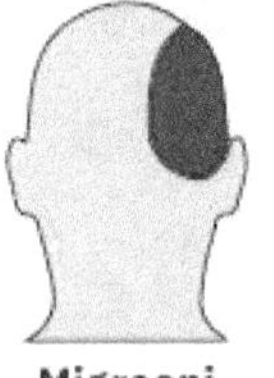 Migreeni
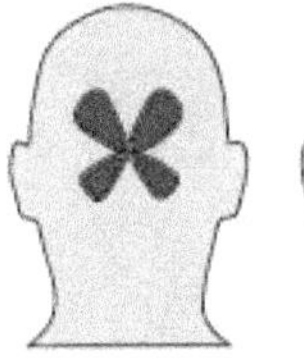 Poskiontelo
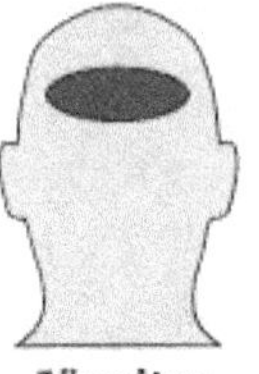 Jännitys
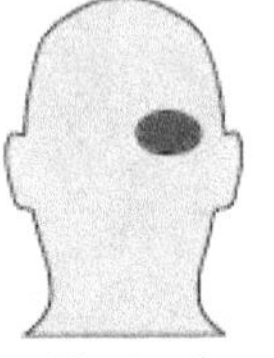 Klusteri
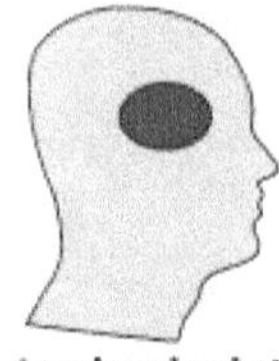 Leukanivelet

Päivämäärä: _____________ **Aika [ ]:** _____________

☐ ☐ ☐ ☐ ☐ ☐

Kivun vakavuus

1	2	3	4	5	6	7	8	9	10

Liipaisimet

☐ Nälkä		☐ Unettomuus
☐ Kirkkaat valot		☐ Sairaus
☐ Kahvi		☐ Väsymys
☐ Stressi työssä		☐ Hajut / Tuoksut
☐ Stressi kotona		☐ Liike
☐ Väliin jääneet ateriat		☐ Silmien rasitus
☐ Ahdistus		☐ _____________

Avustustoimenpiteet

Lääkitys	
Vesi	
Nukkua	
Harjoitus	
Muut	
Muut	

Huomautukset: _____________

Migreeni lokikirja

Migreeni lokikirja

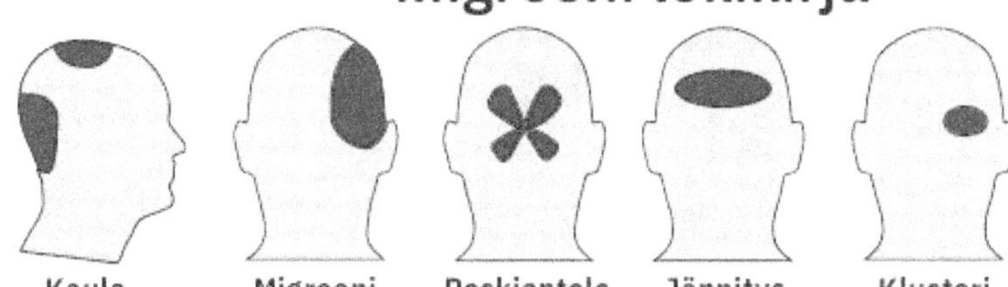

Päivämäärä: _______________   Aika [ ]: _______________

☐   ☐   ☐   ☐   ☐   ☐

Kivun vakavuus

1	2	3	4	5	6	7	8	9	10

Liipaisimet

☐ Nälkä	☐ Unettomuus
☐ Kirkkaat valot	☐ Sairaus
☐ Kahvi	☐ Väsymys
☐ Stressi työssä	☐ Hajut / Tuoksut
☐ Stressi kotona	☐ Liike
☐ Väliin jääneet ateriat	☐ Silmien rasitus
☐ Ahdistus	☐ _______________

Avustustoimenpiteet

Lääkitys	
Vesi	
Nukkua	
Harjoitus	
Muut	
Muut	

Huomautukset:

Migreeni lokikirja

Migreeni lokikirja

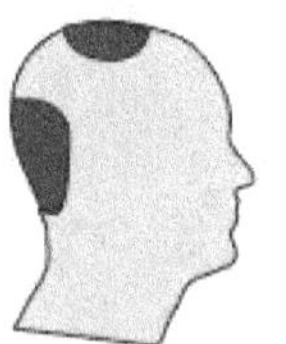 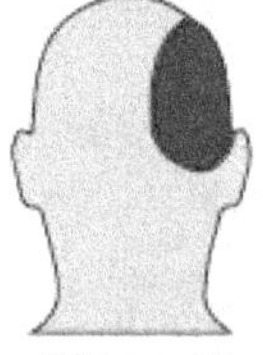 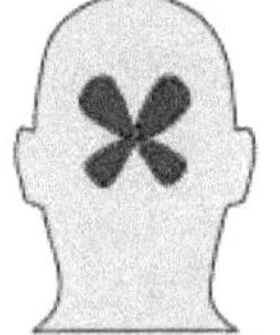 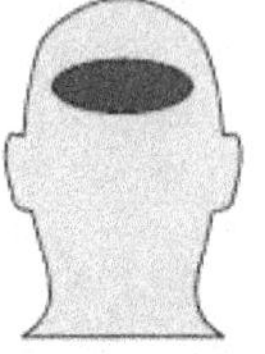 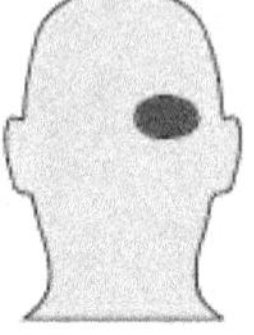 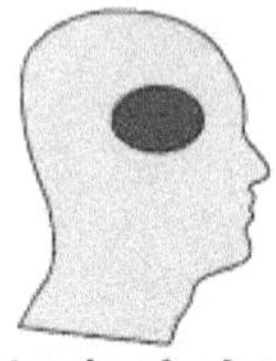

| Kaula | Migreeni | Poskiontelo | Jännitys | Klusteri | Leukanivelet |

Päivämäärä: _______________   **Aika [ ]:** _______________

☐ ☐ ☐ ☐ ☐ ☐   🌡 _______

Kivun vakavuus

1	2	3	4	5	6	7	8	9	10

Liipaisimet

☐ Nälkä   ☐ Unettomuus

☐ Kirkkaat valot   ☐ Sairaus

☐ Kahvi   ☐ Väsymys

☐ Stressi työssä   ☐ Hajut / Tuoksut

☐ Stressi kotona   ☐ Liike

☐ Väliin jääneet ateriat   ☐ Silmien rasitus

☐ Ahdistus   ☐ _______________

Avustustoimenpiteet

Lääkitys	
Vesi	
Nukkua	
Harjoitus	
Muut	
Muut	

Huomautukset:

Migreeni lokikirja

Migreeni lokikirja

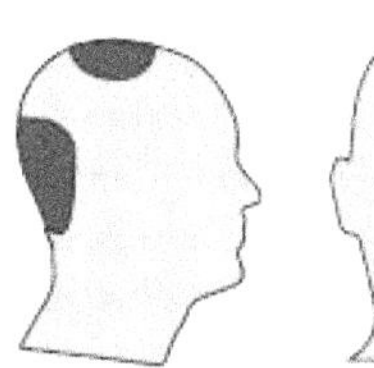
Kaula

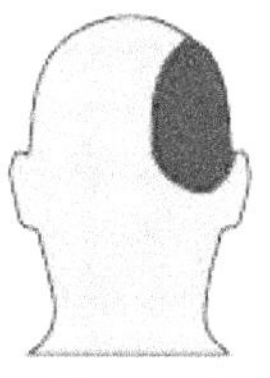
Migreeni

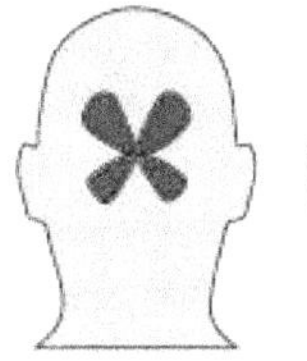
Poskiontelo

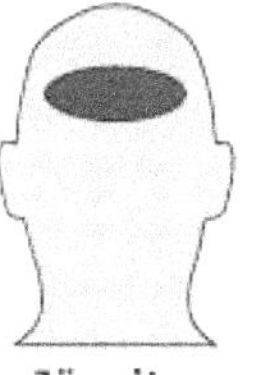
Jännitys

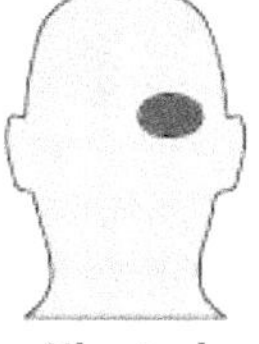
Klusteri

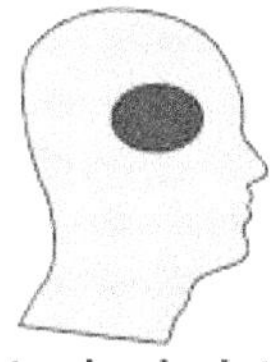
Leukanivelet

Päivämäärä: ___________________ Aika [ ]: ___________________

☐ ☐ ☐ ☐ ☐ ☐ 🌡 _______

Kivun vakavuus

1	2	3	4	5	6	7	8	9	10

Liipaisimet

☐ Nälkä	☐ Unettomuus
☐ Kirkkaat valot	☐ Sairaus
☐ Kahvi	☐ Väsymys
☐ Stressi työssä	☐ Hajut / Tuoksut
☐ Stressi kotona	☐ Liike
☐ Väliin jääneet ateriat	☐ Silmien rasitus
☐ Ahdistus	☐ _____________

Avustustoimenpiteet

Lääkitys	
Vesi	
Nukkua	
Harjoitus	
Muut	
Muut	

Huomautukset:

Migreeni lokikirja

Migreeni lokikirja

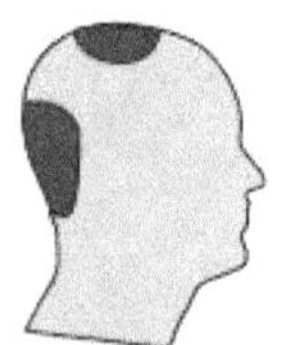 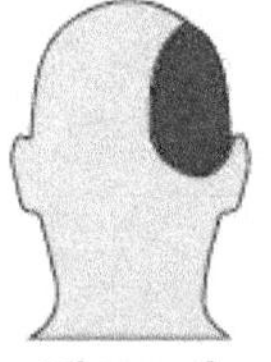 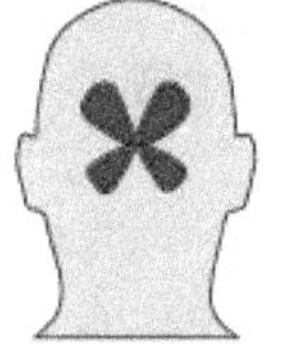 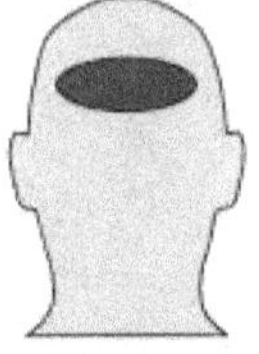 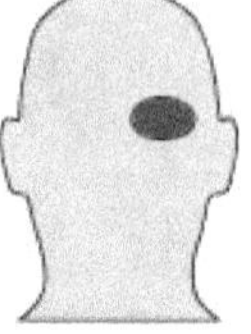 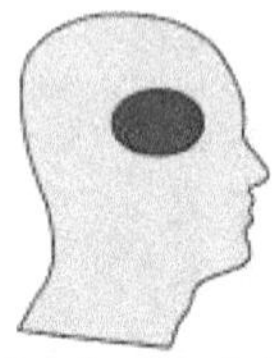

Päivämäärä: _______________   **Aika [ ]:** _______________

☐ ☐ ☐ ☐ ☐ ☐   🌡 _______

Kivun vakavuus

1	2	3	4	5	6	7	8	9	10

Liipaisimet

☐ Nälkä	☐ Unettomuus
☐ Kirkkaat valot	☐ Sairaus
☐ Kahvi	☐ Väsymys
☐ Stressi työssä	☐ Hajut / Tuoksut
☐ Stressi kotona	☐ Liike
☐ Väliin jääneet ateriat	☐ Silmien rasitus
☐ Ahdistus	☐ _______________

Avustustoimenpiteet

Lääkitys	
Vesi	
Nukkua	
Harjoitus	
Muut	
Muut	

Huomautukset:

Migreeni lokikirja

Migreeni lokikirja

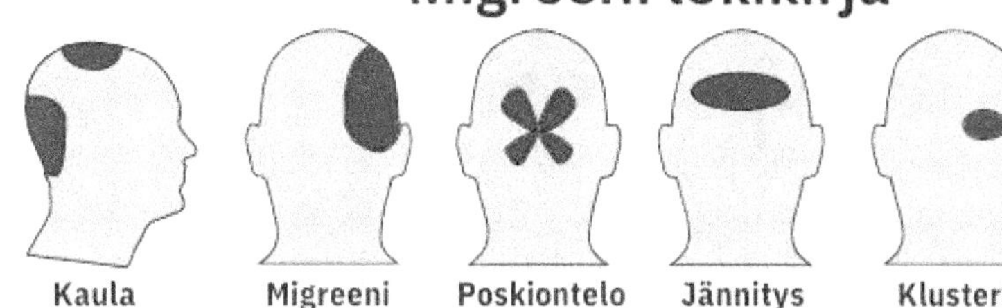
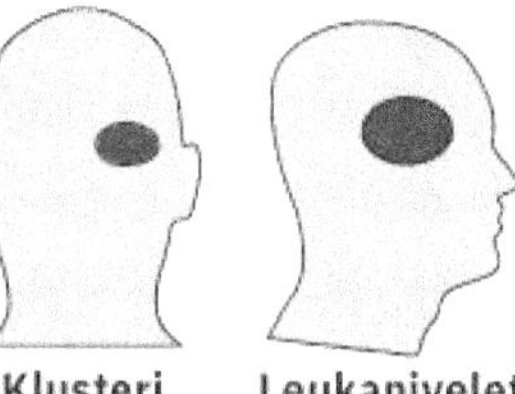

Päivämäärä: ______________   **Aika [ ]:** ______________

Kivun vakavuus

1	2	3	4	5	6	7	8	9	10

Liipaisimet

- ☐ Nälkä
- ☐ Kirkkaat valot
- ☐ Kahvi
- ☐ Stressi työssä
- ☐ Stressi kotona
- ☐ Väliin jääneet ateriat
- ☐ Ahdistus

- ☐ Unettomuus
- ☐ Sairaus
- ☐ Väsymys
- ☐ Hajut / Tuoksut
- ☐ Liike
- ☐ Silmien rasitus
- ☐ ______________

Avustustoimenpiteet

Lääkitys	
Vesi	
Nukkua	
Harjoitus	
Muut	
Muut	

Huomautukset:

Migreeni lokikirja

Migreeni lokikirja

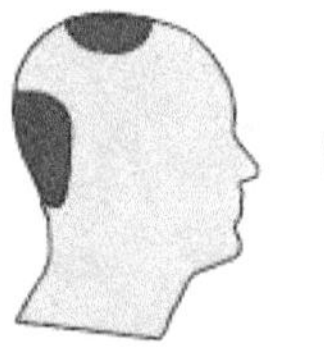
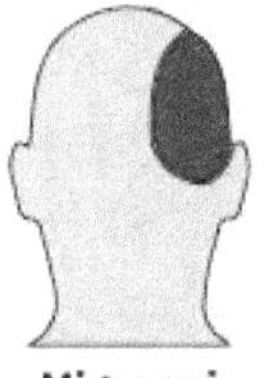
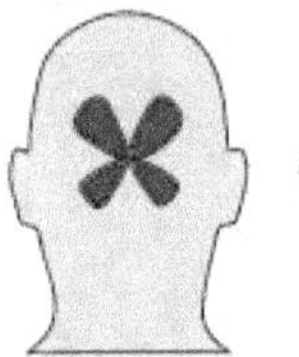
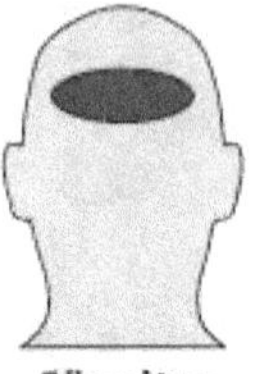
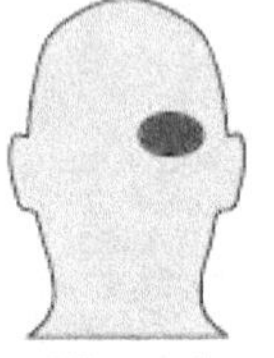
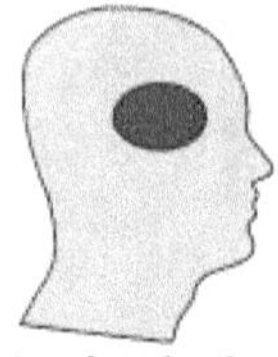

Kaula	Migreeni	Poskiontelo	Jännitys	Klusteri	Leukanivelet

Päivämäärä: ______________ **Aika [ ]:** ______________ ______________

☐ ☐ ☐ ☐ ☐ ☐   🌡 ______

Kivun vakavuus

1	2	3	4	5	6	7	8	9	10

Liipaisimet

☐ Nälkä		☐ Unettomuus
☐ Kirkkaat valot		☐ Sairaus
☐ Kahvi		☐ Väsymys
☐ Stressi työssä		☐ Hajut / Tuoksut
☐ Stressi kotona		☐ Liike
☐ Väliin jääneet ateriat		☐ Silmien rasitus
☐ Ahdistus		☐ ______________

Avustustoimenpiteet

Lääkitys	
Vesi	
Nukkua	
Harjoitus	
Muut	
Muut	

Huomautukset:

Migreeni lokikirja

Migreeni lokikirja

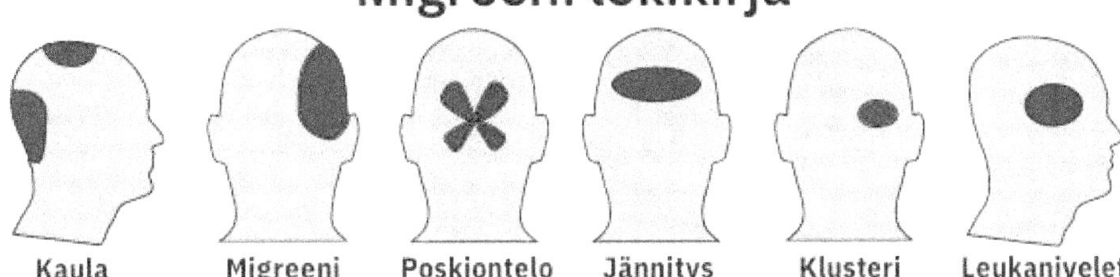

Päivämäärä: _______________ Aika [ ]: _______________

Kivun vakavuus

1	2	3	4	5	6	7	8	9	10

Liipaisimet

☐ Nälkä		☐ Unettomuus	
☐ Kirkkaat valot		☐ Sairaus	
☐ Kahvi		☐ Väsymys	
☐ Stressi työssä		☐ Hajut / Tuoksut	
☐ Stressi kotona		☐ Liike	
☐ Väliin jääneet ateriat		☐ Silmien rasitus	
☐ Ahdistus		☐ _______________	

Avustustoimenpiteet

Lääkitys	
Vesi	
Nukkua	
Harjoitus	
Muut	
Muut	

Huomautukset:

Migreeni lokikirja

Migreeni lokikirja

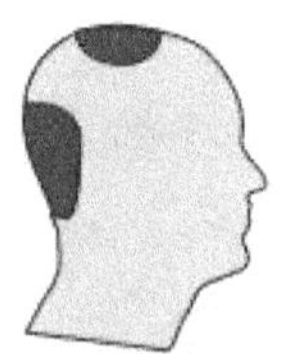
Kaula

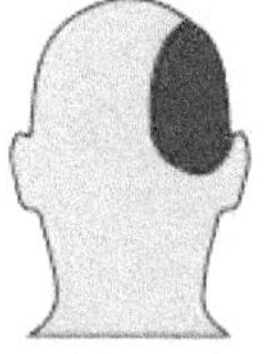
Migreeni

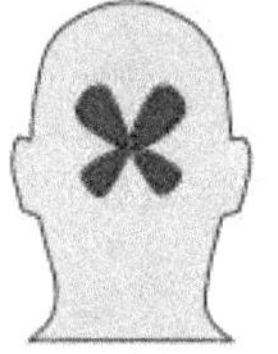
Poskiontelo

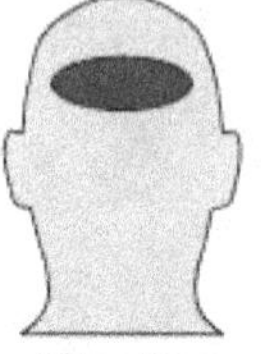
Jännitys

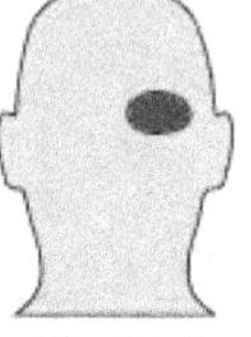
Klusteri

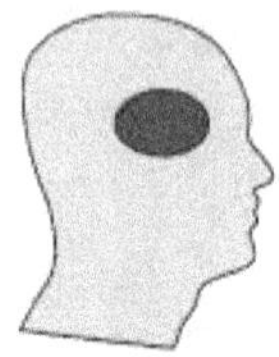
Leukanivelet

Päivämäärä: ___________   **Aika [ ]:** ___________

☐   ☐   ☐   ☐   ☐   ☐ | ___________

Kivun vakavuus

1	2	3	4	5	6	7	8	9	10

Liipaisimet

☐ Nälkä	☐ Unettomuus
☐ Kirkkaat valot	☐ Sairaus
☐ Kahvi	☐ Väsymys
☐ Stressi työssä	☐ Hajut / Tuoksut
☐ Stressi kotona	☐ Liike
☐ Väliin jääneet ateriat	☐ Silmien rasitus
☐ Ahdistus	☐ ___________

Avustustoimenpiteet

Lääkitys	
Vesi	
Nukkua	
Harjoitus	
Muut	
Muut	

Huomautukset:

Migreeni lokikirja

Migreeni lokikirja

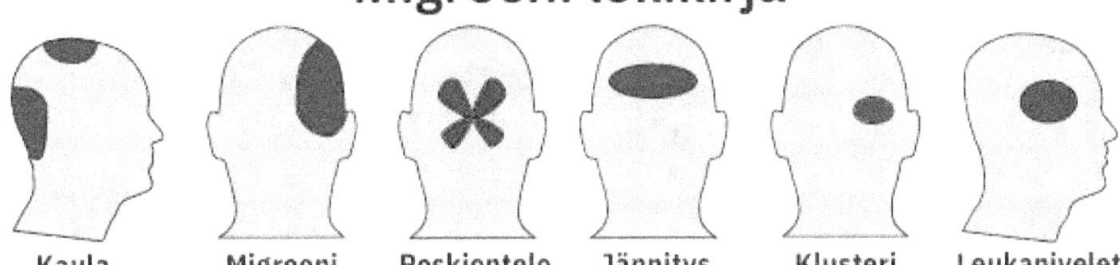

Päivämäärä: _________________ **Aika [ ]:** _________________

Kivun vakavuus

1	2	3	4	5	6	7	8	9	10

Liipaisimet

- ☐ Nälkä
- ☐ Kirkkaat valot
- ☐ Kahvi
- ☐ Stressi työssä
- ☐ Stressi kotona
- ☐ Väliin jääneet ateriat
- ☐ Ahdistus

- ☐ Unettomuus
- ☐ Sairaus
- ☐ Väsymys
- ☐ Hajut / Tuoksut
- ☐ Liike
- ☐ Silmien rasitus
- ☐ _________________

Avustustoimenpiteet

Lääkitys	
Vesi	
Nukkua	
Harjoitus	
Muut	
Muut	

Huomautukset:

Migreeni lokikirja

Migreeni lokikirja

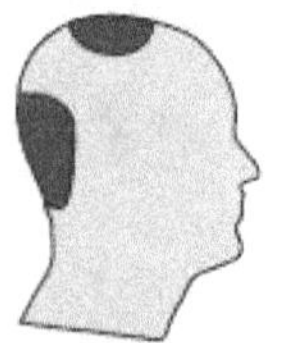 Kaula
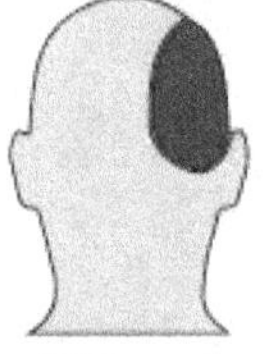 Migreeni
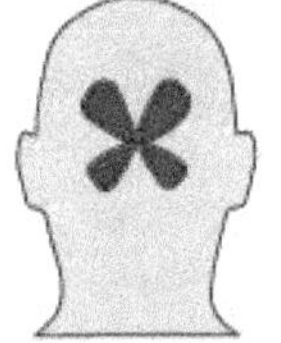 Poskiontelo
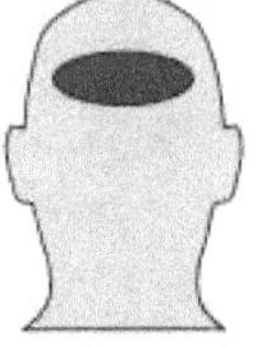 Jännitys
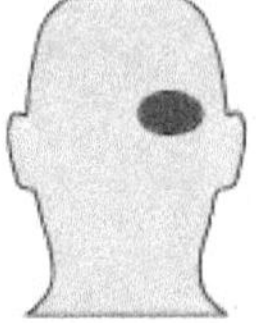 Klusteri
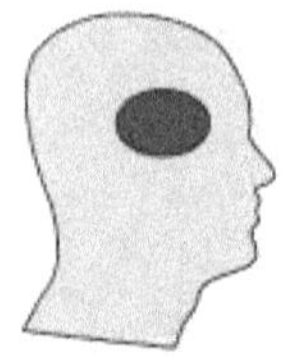 Leukanivelet

Päivämäärä: ______________   **Aika [ ]:** __________ __________

☐ ☐ ☐ ☐ ☐ ☐ 🌡 _______

Kivun vakavuus

1	2	3	4	5	6	7	8	9	10

Liipaisimet

☐ Nälkä   ☐ Unettomuus

☐ Kirkkaat valot   ☐ Sairaus

☐ Kahvi   ☐ Väsymys

☐ Stressi työssä   ☐ Hajut / Tuoksut

☐ Stressi kotona   ☐ Liike

☐ Väliin jääneet ateriat   ☐ Silmien rasitus

☐ Ahdistus   ☐ _______________

Avustustoimenpiteet

Lääkitys	
Vesi	
Nukkua	
Harjoitus	
Muut	
Muut	

Huomautukset:

Migreeni lokikirja

Migreeni lokikirja

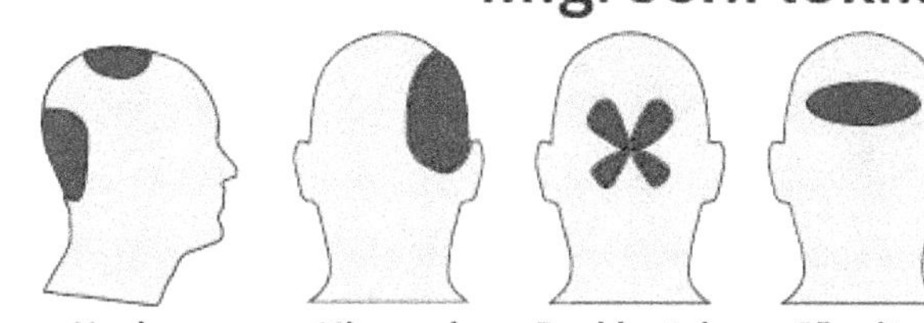
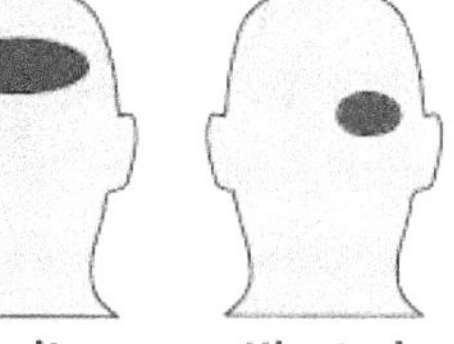
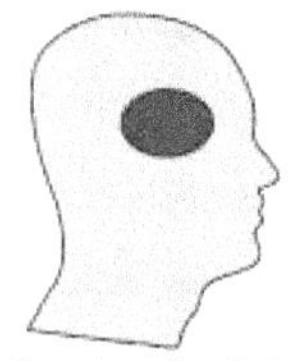

Päivämäärä: ______________ **Aika [ ]:** ______________

☐   ☐   ☐   ☐   ☐   ☐

Kivun vakavuus

1	2	3	4	5	6	7	8	9	10

Liipaisimet

☐ Nälkä	☐ Unettomuus
☐ Kirkkaat valot	☐ Sairaus
☐ Kahvi	☐ Väsymys
☐ Stressi työssä	☐ Hajut / Tuoksut
☐ Stressi kotona	☐ Liike
☐ Väliin jääneet ateriat	☐ Silmien rasitus
☐ Ahdistus	☐ _______________

Avustustoimenpiteet

Lääkitys	
Vesi	
Nukkua	
Harjoitus	
Muut	
Muut	

Huomautukset:

Migreeni lokikirja

Migreeni lokikirja

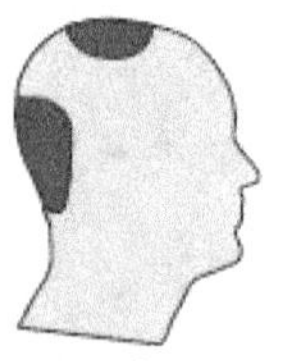 Kaula

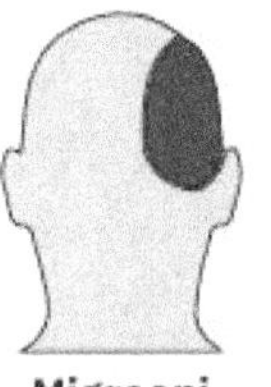 Migreeni

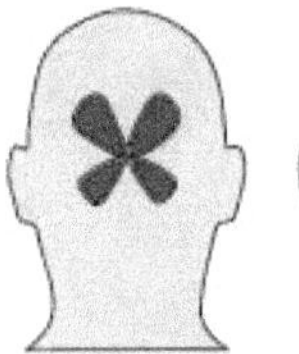 Poskiontelo

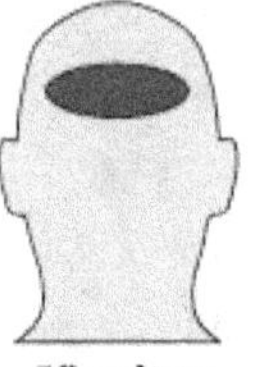 Jännitys

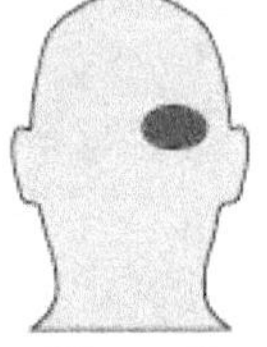 Klusteri

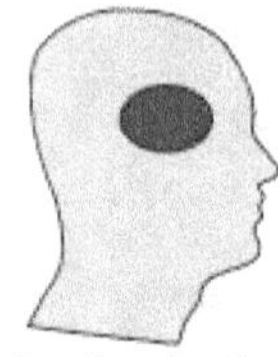 Leukanivelet

Päivämäärä: ______________   **Aika [ ]:** ______________ ______________

☐   ☐   ☐   ☐   ☐   ☐   ______________

Kivun vakavuus

1	2	3	4	5	6	7	8	9	10

Liipaisimet

☐ Nälkä	☐ Unettomuus
☐ Kirkkaat valot	☐ Sairaus
☐ Kahvi	☐ Väsymys
☐ Stressi työssä	☐ Hajut / Tuoksut
☐ Stressi kotona	☐ Liike
☐ Väliin jääneet ateriat	☐ Silmien rasitus
☐ Ahdistus	☐ ______________

Avustustoimenpiteet

Lääkitys	
Vesi	
Nukkua	
Harjoitus	
Muut	
Muut	

Huomautukset:

Migreeni lokikirja

Migreeni lokikirja

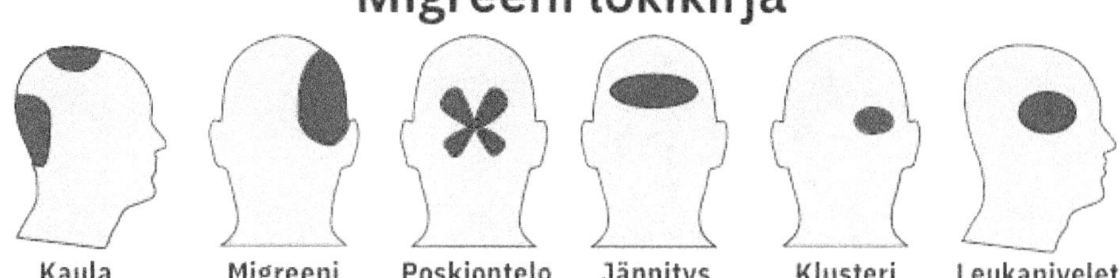

Päivämäärä: _______________   Aika [ ]: _______________

Kivun vakavuus

1	2	3	4	5	6	7	8	9	10

Liipaisimet

☐ Nälkä   ☐ Unettomuus

☐ Kirkkaat valot   ☐ Sairaus

☐ Kahvi   ☐ Väsymys

☐ Stressi työssä   ☐ Hajut / Tuoksut

☐ Stressi kotona   ☐ Liike

☐ Väliin jääneet ateriat   ☐ Silmien rasitus

☐ Ahdistus   ☐ _______________

Avustustoimenpiteet

Lääkitys	
Vesi	
Nukkua	
Harjoitus	
Muut	
Muut	

Huomautukset:

Migreeni lokikirja

Migreeni lokikirja

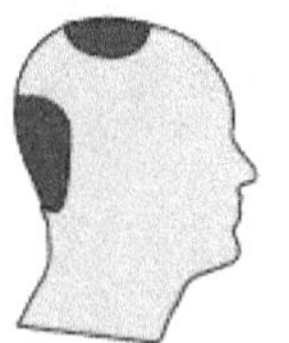

Kaula

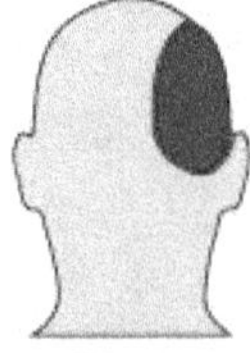

Migreeni

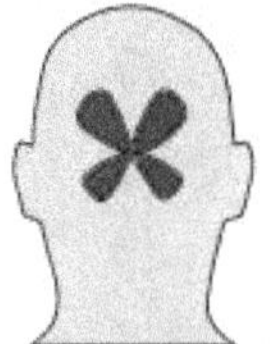

Poskiontelo

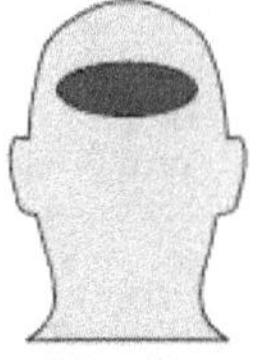

Jännitys

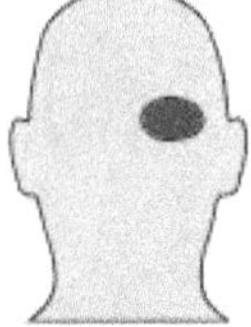

Klusteri

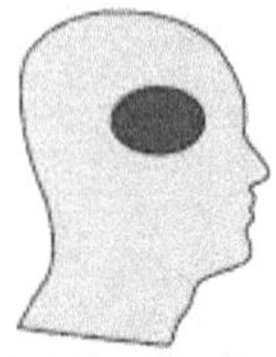

Leukanivelet

Päivämäärä: _______________   Aika [ ]: _________ _________

☐ ☐ ☐ ☐ ☐ ☐ _________

Kivun vakavuus

1	2	3	4	5	6	7	8	9	10

Liipaisimet

☐ Nälkä		☐ Unettomuus	
☐ Kirkkaat valot		☐ Sairaus	
☐ Kahvi		☐ Väsymys	
☐ Stressi työssä		☐ Hajut / Tuoksut	
☐ Stressi kotona		☐ Liike	
☐ Väliin jääneet ateriat		☐ Silmien rasitus	
☐ Ahdistus		☐ _____________	

Avustustoimenpiteet

Lääkitys	
Vesi	
Nukkua	
Harjoitus	
Muut	
Muut	

Huomautukset:

Migreeni lokikirja

Migreeni lokikirja

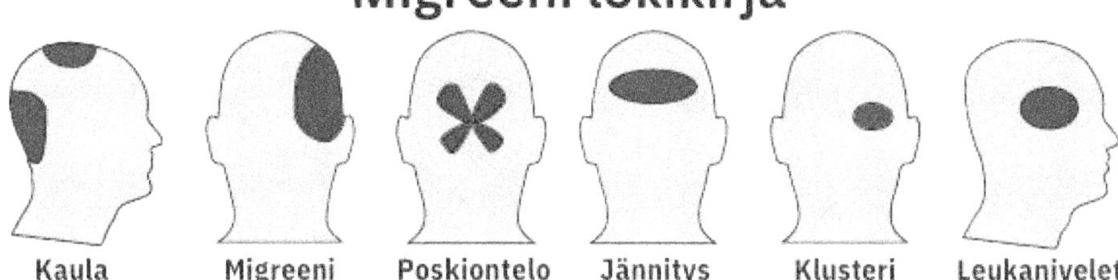

Päivämäärä: ___________   **Aika [ ]:** ___________

☐ ☐ ☐ ☐ ☐ ☐

Kivun vakavuus

1	2	3	4	5	6	7	8	9	10

Liipaisimet

☐ Nälkä   ☐ Unettomuus

☐ Kirkkaat valot   ☐ Sairaus

☐ Kahvi   ☐ Väsymys

☐ Stressi työssä   ☐ Hajut / Tuoksut

☐ Stressi kotona   ☐ Liike

☐ Väliin jääneet ateriat   ☐ Silmien rasitus

☐ Ahdistus   ☐ ___________

Avustustoimenpiteet

Lääkitys	
Vesi	
Nukkua	
Harjoitus	
Muut	
Muut	

Huomautukset:

Migreeni lokikirja

Migreeni lokikirja

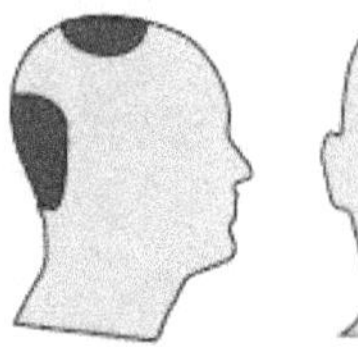 Kaula
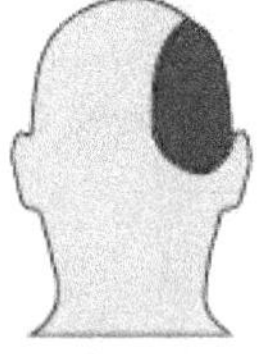 Migreeni
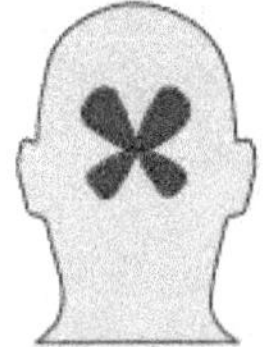 Poskiontelo
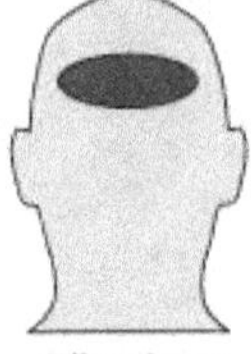 Jännitys
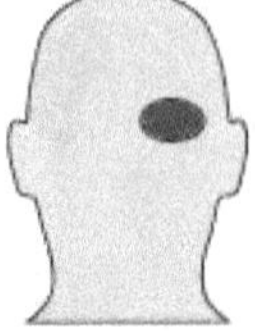 Klusteri
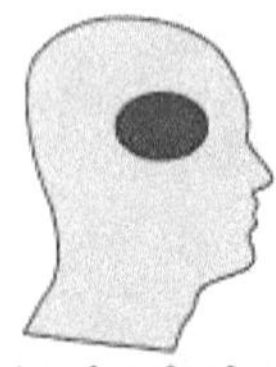 Leukanivelet

Päivämäärä: _______________ **Aika [ ]:** _______________

☐ ☐ ☐ ☐ ☐ ☐   _______________

Kivun vakavuus

1	2	3	4	5	6	7	8	9	10

Liipaisimet

☐ Nälkä ☐ Unettomuus

☐ Kirkkaat valot ☐ Sairaus

☐ Kahvi ☐ Väsymys

☐ Stressi työssä ☐ Hajut / Tuoksut

☐ Stressi kotona ☐ Liike

☐ Väliin jääneet ateriat ☐ Silmien rasitus

☐ Ahdistus ☐ _______________

Avustustoimenpiteet

Lääkitys	
Vesi	
Nukkua	
Harjoitus	
Muut	
Muut	

Huomautukset:

Migreeni lokikirja

Migreeni lokikirja

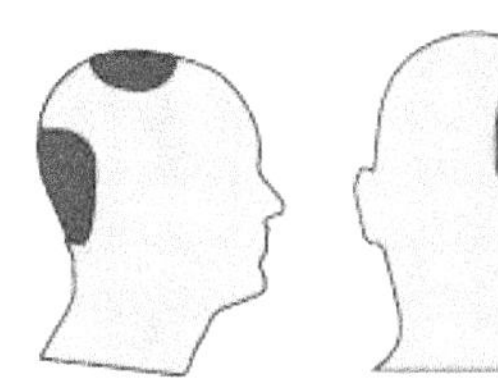
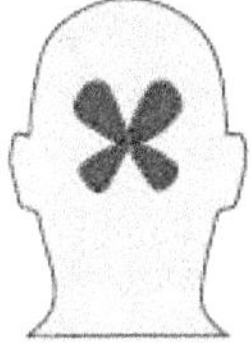
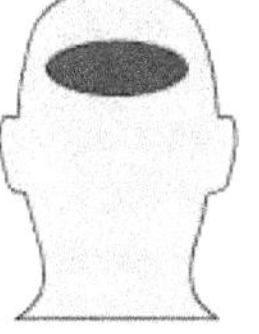
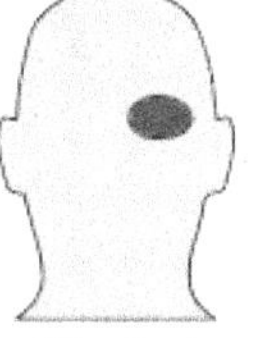
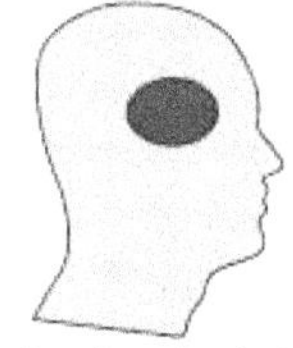

Päivämäärä: _______________   **Aika [ ]:** _______________

☐   ☐   ☐   ☐   ☐   ☐

Kivun vakavuus

1	2	3	4	5	6	7	8	9	10

Liipaisimet

☐ Nälkä	☐ Unettomuus
☐ Kirkkaat valot	☐ Sairaus
☐ Kahvi	☐ Väsymys
☐ Stressi työssä	☐ Hajut / Tuoksut
☐ Stressi kotona	☐ Liike
☐ Väliin jääneet ateriat	☐ Silmien rasitus
☐ Ahdistus	☐ _______________

Avustustoimenpiteet

Lääkitys	
Vesi	
Nukkua	
Harjoitus	
Muut	
Muut	

Huomautukset:

Migreeni lokikirja

Migreeni lokikirja

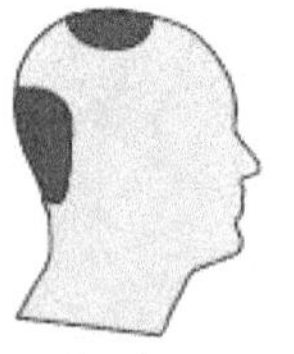 Kaula 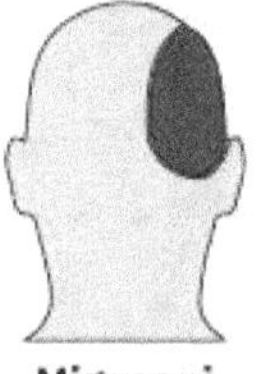 Migreeni 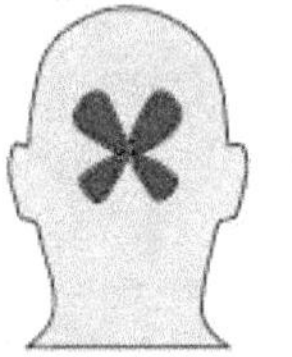 Poskiontelo 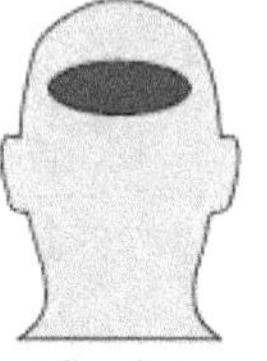 Jännitys 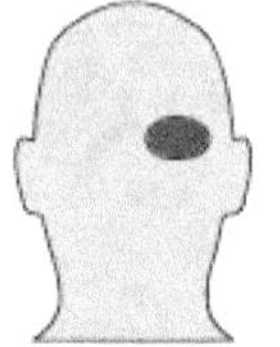 Klusteri 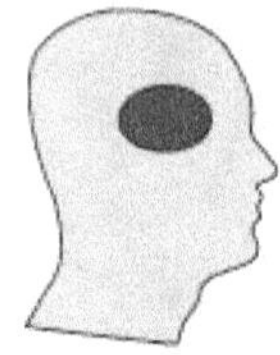 Leukanivelet

Päivämäärä: _______________ **Aika [ ]:** _______________

☐ ☐ ☐ ☐ ☐ ☐

Kivun vakavuus

1	2	3	4	5	6	7	8	9	10

Liipaisimet

☐ Nälkä	☐ Unettomuus
☐ Kirkkaat valot	☐ Sairaus
☐ Kahvi	☐ Väsymys
☐ Stressi työssä	☐ Hajut / Tuoksut
☐ Stressi kotona	☐ Liike
☐ Väliin jääneet ateriat	☐ Silmien rasitus
☐ Ahdistus	☐ _____________

Avustustoimenpiteet

Lääkitys	
Vesi	
Nukkua	
Harjoitus	
Muut	
Muut	

Huomautukset:

Migreeni lokikirja

Migreeni lokikirja

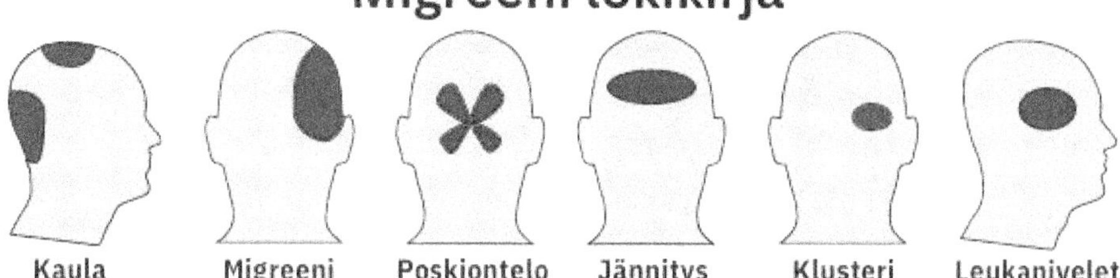

Päivämäärä: _______________   **Aika [ ]:** _______________

Kivun vakavuus

1	2	3	4	5	6	7	8	9	10

Liipaisimet

- ☐ Nälkä
- ☐ Kirkkaat valot
- ☐ Kahvi
- ☐ Stressi työssä
- ☐ Stressi kotona
- ☐ Väliin jääneet ateriat
- ☐ Ahdistus
- ☐ Unettomuus
- ☐ Sairaus
- ☐ Väsymys
- ☐ Hajut / Tuoksut
- ☐ Liike
- ☐ Silmien rasitus
- ☐ _______________

Avustustoimenpiteet

Lääkitys	
Vesi	
Nukkua	
Harjoitus	
Muut	
Muut	

Huomautukset:

Migreeni lokikirja

Migreeni lokikirja

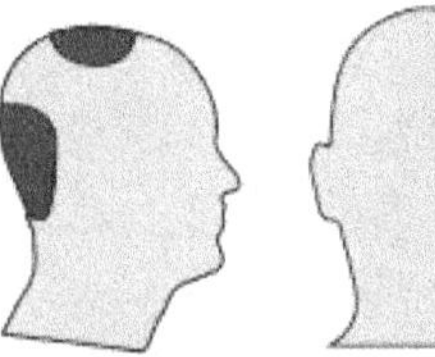
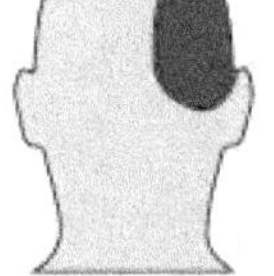
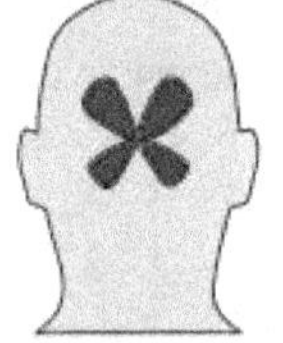
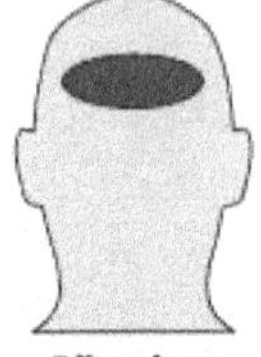
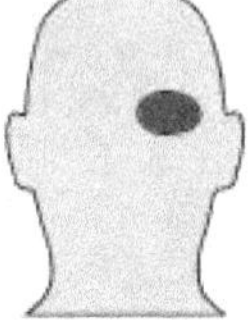
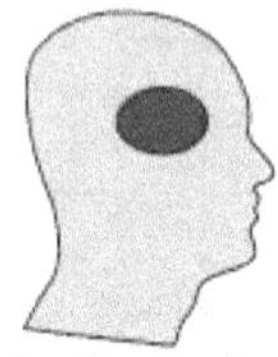

Päivämäärä: ____________   **Aika [ ]:** ____________ ____________

☐   ☐   ☐   ☐   ☐   ☐   ____________

Kivun vakavuus

1	2	3	4	5	6	7	8	9	10

Liipaisimet

☐ Nälkä	☐ Unettomuus
☐ Kirkkaat valot	☐ Sairaus
☐ Kahvi	☐ Väsymys
☐ Stressi työssä	☐ Hajut / Tuoksut
☐ Stressi kotona	☐ Liike
☐ Väliin jääneet ateriat	☐ Silmien rasitus
☐ Ahdistus	☐ ____________

Avustustoimenpiteet

Lääkitys	
Vesi	
Nukkua	
Harjoitus	
Muut	
Muut	

Huomautukset:

Migreeni lokikirja

Migreeni lokikirja

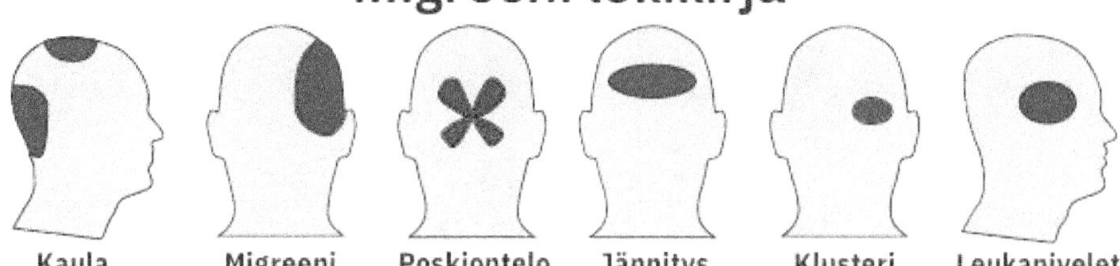

Päivämäärä: _______________ **Aika [ ]:** _______________

☐ ☐ ☐ ☐ ☐ ☐

Kivun vakavuus

1	2	3	4	5	6	7	8	9	10

Liipaisimet

☐ Nälkä	☐ Unettomuus
☐ Kirkkaat valot	☐ Sairaus
☐ Kahvi	☐ Väsymys
☐ Stressi työssä	☐ Hajut / Tuoksut
☐ Stressi kotona	☐ Liike
☐ Väliin jääneet ateriat	☐ Silmien rasitus
☐ Ahdistus	☐ _______________

Avustustoimenpiteet

Lääkitys	
Vesi	
Nukkua	
Harjoitus	
Muut	
Muut	

Huomautukset:

Migreeni lokikirja

Migreeni lokikirja

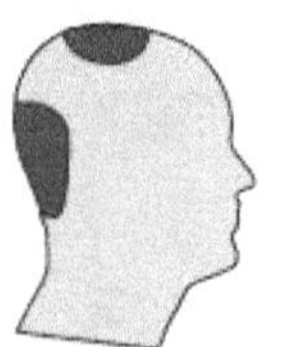 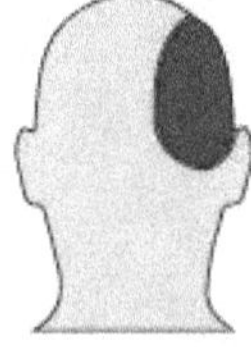 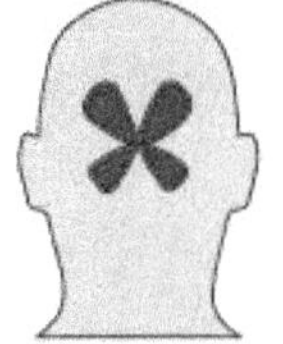 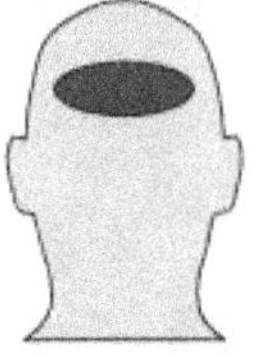 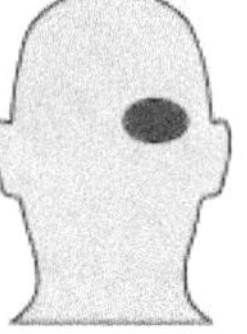 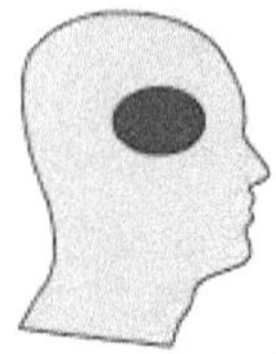

| Kaula | Migreeni | Poskiontelo | Jännitys | Klusteri | Leukanivelet |

Päivämäärä: ___________________ **Aika [ ]:** ___________________

☐ ☐ ☐ ☐ ☐ ☐ ___________

Kivun vakavuus

| 1 | 2 | 3 | 4 | 5 | 6 | 7 | 8 | 9 | 10 |

Liipaisimet

☐ Nälkä ☐ Unettomuus

☐ Kirkkaat valot ☐ Sairaus

☐ Kahvi ☐ Väsymys

☐ Stressi työssä ☐ Hajut / Tuoksut

☐ Stressi kotona ☐ Liike

☐ Väliin jääneet ateriat ☐ Silmien rasitus

☐ Ahdistus ☐ ___________

Avustustoimenpiteet

Lääkitys	
Vesi	
Nukkua	
Harjoitus	
Muut	
Muut	

Huomautukset:

Migreeni lokikirja

Migreeni lokikirja

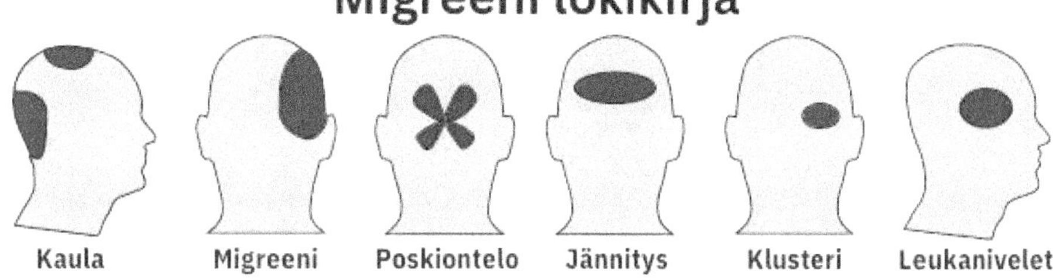

Päivämäärä: ___________   **Aika [ ]:** ___________

☐	☐	☐	☐	☐	☐	

Kivun vakavuus

1	2	3	4	5	6	7	8	9	10

Liipaisimet

☐ Nälkä	☐ Unettomuus
☐ Kirkkaat valot	☐ Sairaus
☐ Kahvi	☐ Väsymys
☐ Stressi työssä	☐ Hajut / Tuoksut
☐ Stressi kotona	☐ Liike
☐ Väliin jääneet ateriat	☐ Silmien rasitus
☐ Ahdistus	☐ __________

Avustustoimenpiteet

Lääkitys	
Vesi	
Nukkua	
Harjoitus	
Muut	
Muut	

Huomautukset:

Migreeni lokikirja

Migreeni lokikirja

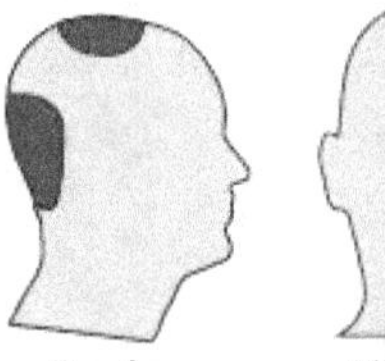 Kaula
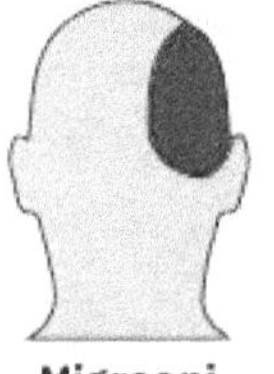 Migreeni
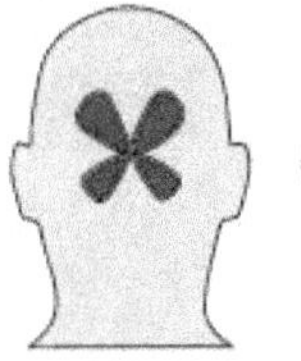 Poskiontelo
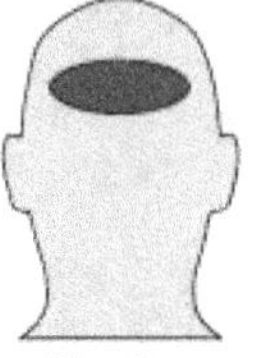 Jännitys
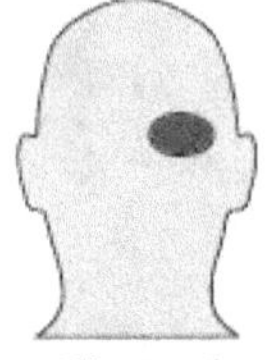 Klusteri
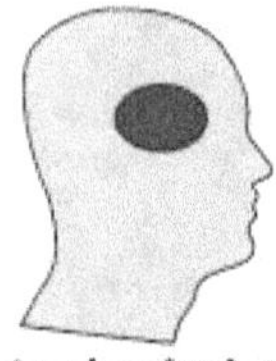 Leukanivelet

Päivämäärä: _____________ **Aika [ ]:** _____________ __________

☐ ☐ ☐ ☐ ☐ ☐ 🌡 _______

Kivun vakavuus

1	2	3	4	5	6	7	8	9	10

Liipaisimet

☐ Nälkä	☐ Unettomuus
☐ Kirkkaat valot	☐ Sairaus
☐ Kahvi	☐ Väsymys
☐ Stressi työssä	☐ Hajut / Tuoksut
☐ Stressi kotona	☐ Liike
☐ Väliin jääneet ateriat	☐ Silmien rasitus
☐ Ahdistus	☐ _______________

Avustustoimenpiteet

Lääkitys	
Vesi	
Nukkua	
Harjoitus	
Muut	
Muut	

Huomautukset:

Migreeni lokikirja

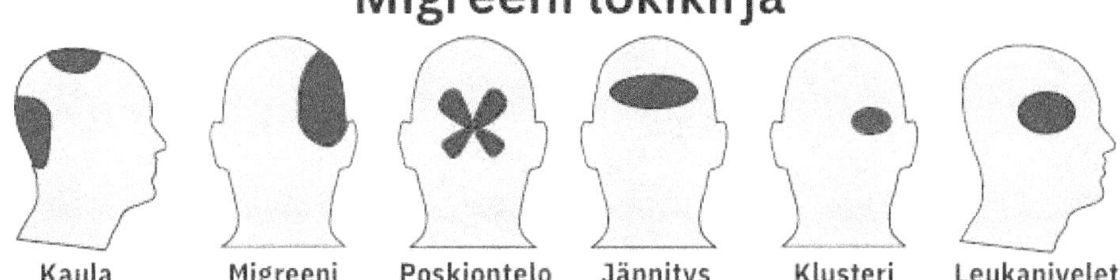

Päivämäärä: _______________ **Aika [ ]:** _______________

Kivun vakavuus

1	2	3	4	5	6	7	8	9	10

Liipaisimet

☐ Nälkä	☐ Unettomuus
☐ Kirkkaat valot	☐ Sairaus
☐ Kahvi	☐ Väsymys
☐ Stressi työssä	☐ Hajut / Tuoksut
☐ Stressi kotona	☐ Liike
☐ Väliin jääneet ateriat	☐ Silmien rasitus
☐ Ahdistus	☐ _______________

Avustustoimenpiteet

Lääkitys	
Vesi	
Nukkua	
Harjoitus	
Muut	
Muut	

Huomautukset:

Migreeni lokikirja

Migreeni lokikirja

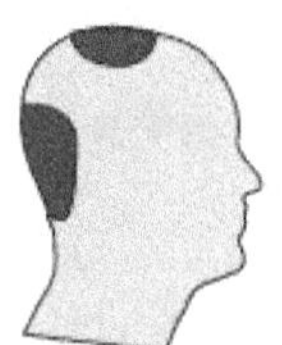 Kaula
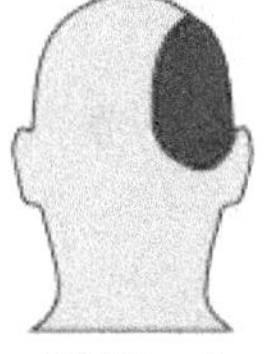 Migreeni
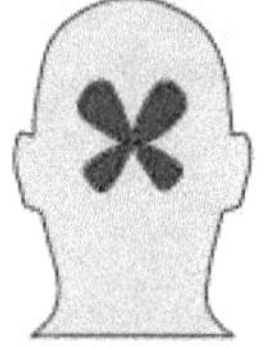 Poskiontelo
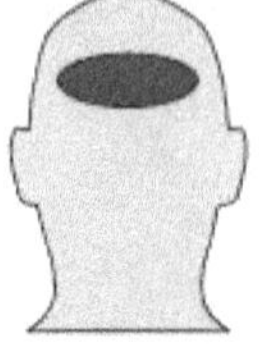 Jännitys
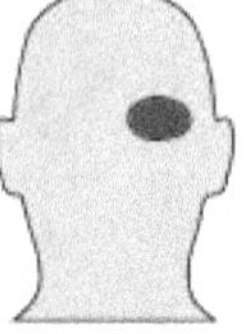 Klusteri
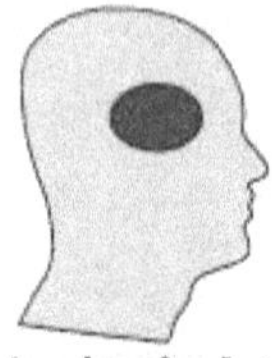 Leukanivelet

Päivämäärä: _______________ **Aika [ ]:** _______________ _______________

☐ ☐ ☐ ☐ ☐ ☐

Kivun vakavuus

1	2	3	4	5	6	7	8	9	10

Liipaisimet

☐ Nälkä   ☐ Unettomuus

☐ Kirkkaat valot   ☐ Sairaus

☐ Kahvi   ☐ Väsymys

☐ Stressi työssä   ☐ Hajut / Tuoksut

☐ Stressi kotona   ☐ Liike

☐ Väliin jääneet ateriat   ☐ Silmien rasitus

☐ Ahdistus   ☐ _______________

Avustustoimenpiteet

Lääkitys	
Vesi	
Nukkua	
Harjoitus	
Muut	
Muut	

Huomautukset:

Migreeni lokikirja

Migreeni lokikirja

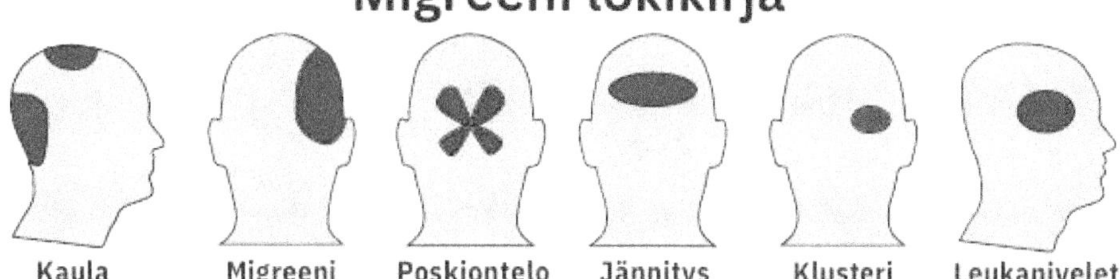

Päivämäärä: **Aika [ ]:**

Kivun vakavuus

1	2	3	4	5	6	7	8	9	10

Liipaisimet

☐ Nälkä	☐ Unettomuus
☐ Kirkkaat valot	☐ Sairaus
☐ Kahvi	☐ Väsymys
☐ Stressi työssä	☐ Hajut / Tuoksut
☐ Stressi kotona	☐ Liike
☐ Väliin jääneet ateriat	☐ Silmien rasitus
☐ Ahdistus	☐

Avustustoimenpiteet

Lääkitys	
Vesi	
Nukkua	
Harjoitus	
Muut	
Muut	

Huomautukset:

Migreeni lokikirja

Migreeni lokikirja

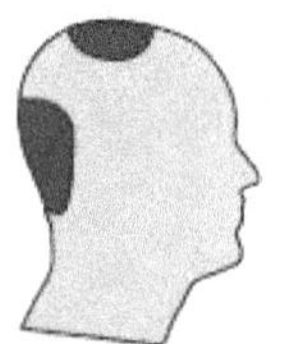 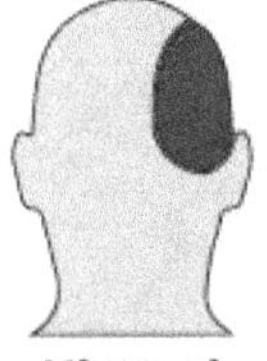 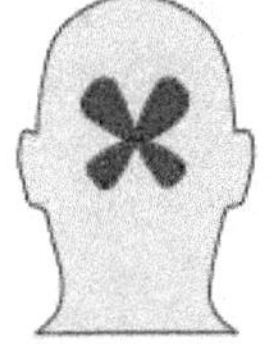 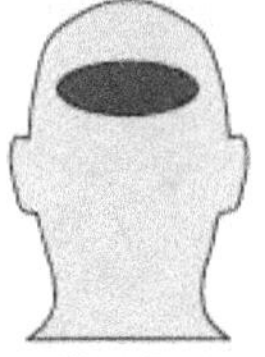 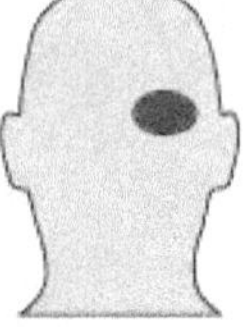 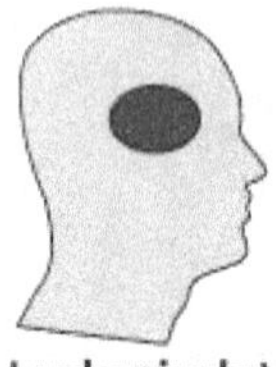

Päivämäärä: ______________   **Aika [ ]:** ______________   ______________

☐   ☐   ☐   ☐   ☐   ☐   🌡 ______________

Kivun vakavuus

1	2	3	4	5	6	7	8	9	10

Liipaisimet

☐ Nälkä	☐ Unettomuus
☐ Kirkkaat valot	☐ Sairaus
☐ Kahvi	☐ Väsymys
☐ Stressi työssä	☐ Hajut / Tuoksut
☐ Stressi kotona	☐ Liike
☐ Väliin jääneet ateriat	☐ Silmien rasitus
☐ Ahdistus	☐ ______________

Avustustoimenpiteet

Lääkitys	
Vesi	
Nukkua	
Harjoitus	
Muut	
Muut	

Huomautukset:

Migreeni lokikirja

Migreeni lokikirja

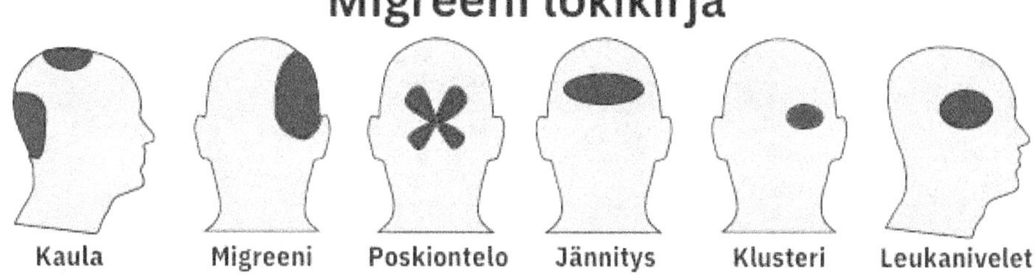

Päivämäärä: _______________ **Aika [ ]:** _______________

Kivun vakavuus

1	2	3	4	5	6	7	8	9	10

Liipaisimet

- ☐ Nälkä
- ☐ Kirkkaat valot
- ☐ Kahvi
- ☐ Stressi työssä
- ☐ Stressi kotona
- ☐ Väliin jääneet ateriat
- ☐ Ahdistus
- ☐ Unettomuus
- ☐ Sairaus
- ☐ Väsymys
- ☐ Hajut / Tuoksut
- ☐ Liike
- ☐ Silmien rasitus
- ☐ _______________

Avustustoimenpiteet

Lääkitys	
Vesi	
Nukkua	
Harjoitus	
Muut	
Muut	

Huomautukset:

Migreeni lokikirja

Migreeni lokikirja

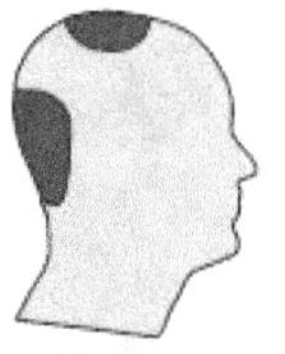
Kaula

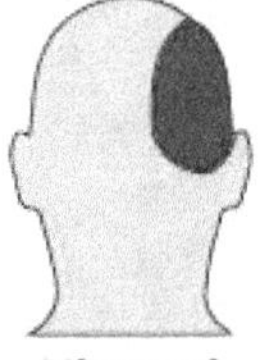
Migreeni

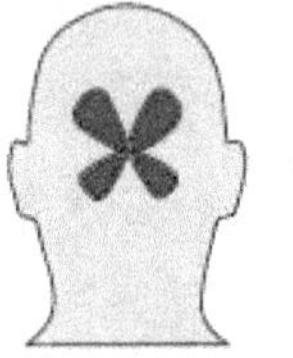
Poskiontelo

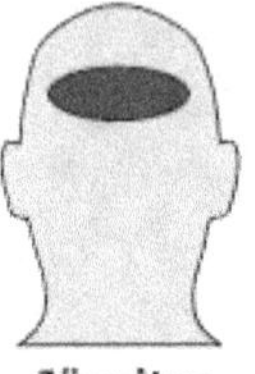
Jännitys

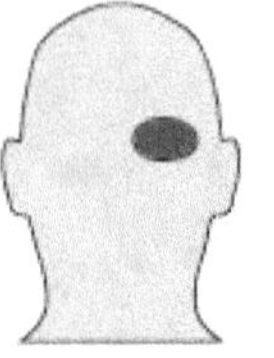
Klusteri

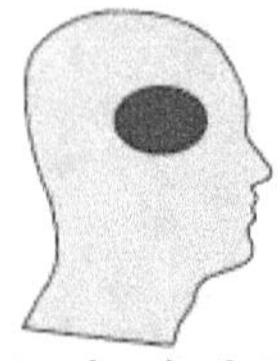
Leukanivelet

Päivämäärä: ___________   **Aika [ ]:** _________ _________

☐ ☐ ☐ ☐ ☐ ☐

Kivun vakavuus

1	2	3	4	5	6	7	8	9	10

Liipaisimet

☐ Nälkä   ☐ Unettomuus

☐ Kirkkaat valot   ☐ Sairaus

☐ Kahvi   ☐ Väsymys

☐ Stressi työssä   ☐ Hajut / Tuoksut

☐ Stressi kotona   ☐ Liike

☐ Väliin jääneet ateriat   ☐ Silmien rasitus

☐ Ahdistus   ☐ ___________

Avustustoimenpiteet

Lääkitys	
Vesi	
Nukkua	
Harjoitus	
Muut	
Muut	

Huomautukset:

Migreeni lokikirja

Migreeni lokikirja

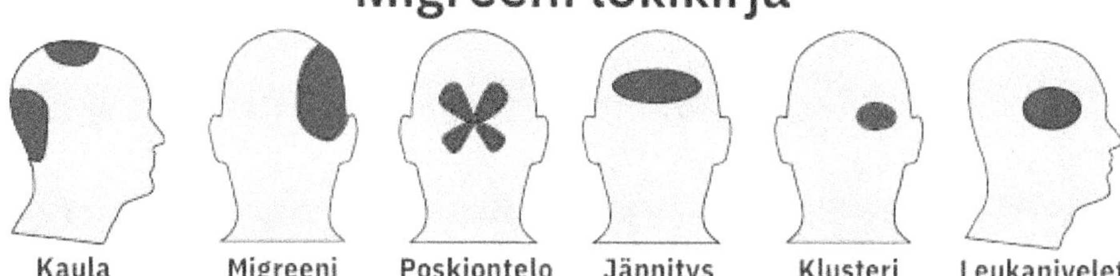

Päivämäärä: _______________   **Aika [ ]:** _______________

☐ ☐ ☐ ☐ ☐ ☐

Kivun vakavuus

1	2	3	4	5	6	7	8	9	10

Liipaisimet

☐ Nälkä	☐ Unettomuus
☐ Kirkkaat valot	☐ Sairaus
☐ Kahvi	☐ Väsymys
☐ Stressi työssä	☐ Hajut / Tuoksut
☐ Stressi kotona	☐ Liike
☐ Väliin jääneet ateriat	☐ Silmien rasitus
☐ Ahdistus	☐ _______________

Avustustoimenpiteet

Lääkitys	
Vesi	
Nukkua	
Harjoitus	
Muut	
Muut	

Huomautukset:

Migreeni lokikirja

Migreeni lokikirja

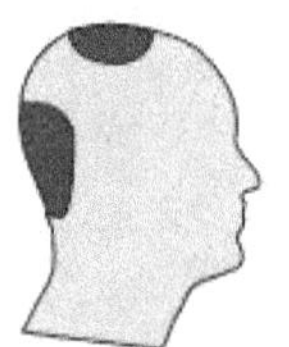 Kaula
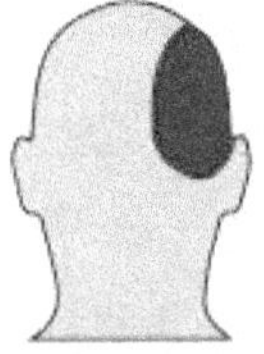 Migreeni
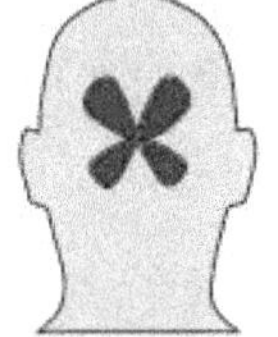 Poskiontelo
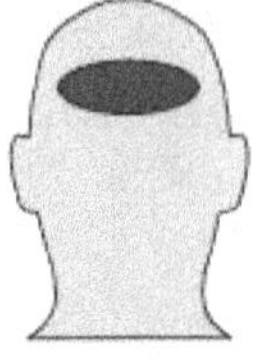 Jännitys
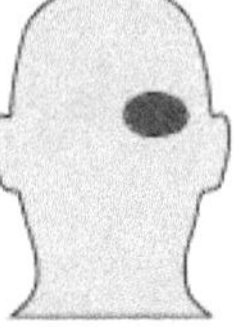 Klusteri
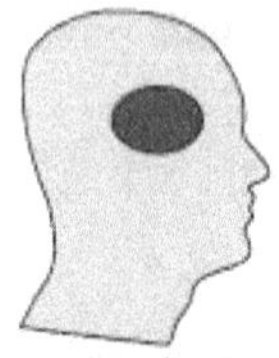 Leukanivelet

Päivämäärä: _______________ **Aika [ ]:** _______________

☐ ☐ ☐ ☐ ☐ ☐

Kivun vakavuus

1	2	3	4	5	6	7	8	9	10

Liipaisimet

☐ Nälkä	☐ Unettomuus
☐ Kirkkaat valot	☐ Sairaus
☐ Kahvi	☐ Väsymys
☐ Stressi työssä	☐ Hajut / Tuoksut
☐ Stressi kotona	☐ Liike
☐ Väliin jääneet ateriat	☐ Silmien rasitus
☐ Ahdistus	☐ _______________

Avustustoimenpiteet

Lääkitys	
Vesi	
Nukkua	
Harjoitus	
Muut	
Muut	

Huomautukset: _______________

Migreeni lokikirja

Migreeni lokikirja

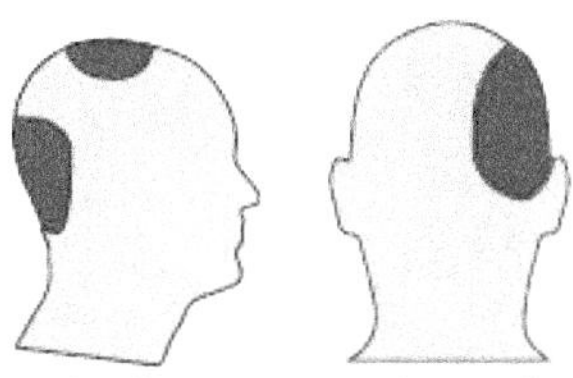

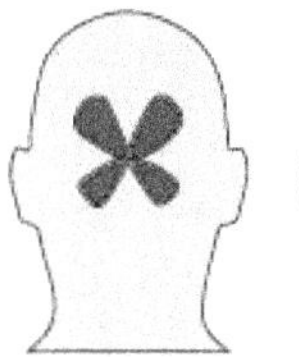

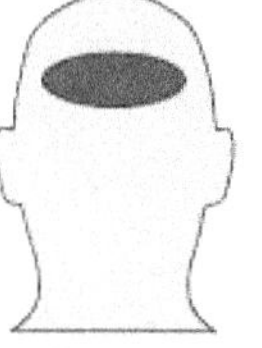

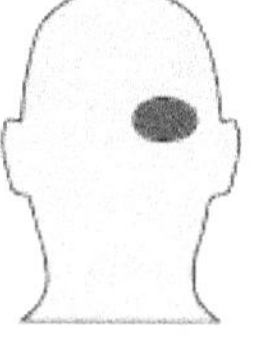

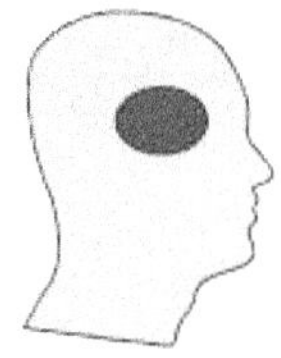

Leukanivelet

Päivämäärä: ___________________   **Aika [ ]:** ___________________

☐   ☐   ☐   ☐   ☐   ☐

Kivun vakavuus

1	2	3	4	5	6	7	8	9	10

Liipaisimet

☐ Nälkä ☐ Unettomuus

☐ Kirkkaat valot ☐ Sairaus

☐ Kahvi ☐ Väsymys

☐ Stressi työssä ☐ Hajut / Tuoksut

☐ Stressi kotona ☐ Liike

☐ Väliin jääneet ateriat ☐ Silmien rasitus

☐ Ahdistus ☐ ___________

Avustustoimenpiteet

Lääkitys	
Vesi	
Nukkua	
Harjoitus	
Muut	
Muut	

Huomautukset:

Migreeni lokikirja

www.ingramcontent.com/pod-product-compliance
Lightning Source LLC
LaVergne TN
LVHW041332200726
843509LV00009B/686